指導がきっと楽しくなる！

ICLS
Immediate Cardiac Life Support

指導読本

成長しつづけるための **ステップアップ** ガイド

伊藤 貴康 著

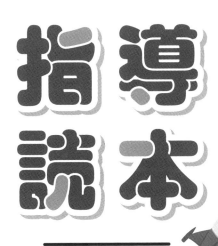

へるす出版

刊行によせて
「ICLS 指導読本」は面白い！

　ICLS の指導者を養成するための書物はいくつかあるが、本書のような切り口で書かれたものは少ない。主観がどこに置かれているのか、この本を読んでいると、その向こうに受講者が見えてくる。いや、受講者と指導者とが向き合っている光景が見える。

　著者と私との付き合いは短いようで長い。彼が新人 ICLS 指導者であった頃が懐かしく、さらに今のポジションに辿り着くまでの苦労を要所要所でともにしてきたことも思い出される。その苦労のなかで、彼自身が指導者として成長し学んできたこと、また、指導者を育てる立場で考えてきたことが濃縮されているのが、本書である。

　本書には、指導者が何を考え、準備をし、ICLS コースの受講者と向き合うとよいのかが具体的に書かれている。とくに指導の初心者から中級者にとっては、これまでに自身が経験したであろうこと、あるいは考えてもみなかったことが、実際の指導現場を通して表現されていて想像しやすく、かつわかりやすいだろう。ICLS コースでの指導を始めたばかりの方々にとって、一度は試してみてほしい指導技術や準備の進め方などが盛りだくさんである。一方で、そろそろインストラクター認定を受けたいと考えている人が今一度考えてみるとよいことも散りばめられている。

　さらに、若い指導者を育成する立場にあるディレクターの目線でも本書は楽しめる。ICLS コースを開催すると、経験もスキルもさまざまなレベルの指導者が参加するだろう。

　指導初心者に、まず何からアプローチすべきか？

　指導中級者には、どうやって指導の肝を考えさせればよいのか？

　そんな悩めるディレクターにとっても、若手の指導者に「指導をするとは」を姿勢で示し、良き手本となれる道標が、本書には盛り込まれている。

　今の自分の指導のレベルを一段でも上げたいと感じているあなた。あなたにこそ、本書が役に立つものと思います。ぜひ本書を読み込んで、指導の場で実際に意識して行動してみましょう。

2024年9月
桑名市総合医療センター救急科部長
ICLS 認定ディレクター
畑田　剛

著者紹介

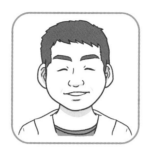

伊藤　貴康
Takayasu Ito

岐阜大学医学部附属病院 医師育成推進センター 助教

　2007年、三重大学医学部卒業。三重 ACLS 二代目ディレクター。初期研修医1年目に ICLS コースの指導者デビューを果たすと、それから約4年で ICLS ディレクターに認定される。数々の失敗も経験しながら、尊敬する先輩指導者たちから、「受講者に伝わる指導法」や「ICLS コースの上手な運営方法」を学ぶ。

　ICLS コースへの指導参加は200回を超え、指導者養成ワークショップでも「わかりやすく、やる気を引き出す指導」として、認定インストラクターを目指す若手指導者から高い評価を得ている。「学びが楽しくなる瞬間を作ることが、優れた指導者の使命」と考え、多くの指導者の指導力と自信を高めることに尽力している。

　実践で培った指導のノウハウと、受講者を支援する熱意から、初の著書として本書を執筆・出版した。

- 日本救急医学会認定 ICLS ワークショップディレクター
- 日本救急医学会 ICLS 地区担当委員（三重）
- 日本内科学会認定 JMECC ディレクター
- 日本内科学会 JMECC 検討委員会委員
- 日本内科学会認定内科医・指導医／総合内科専門医

※2024年9月時点

はじめに

　ICLS コースの指導者として活動を始めてみて、あるいは、上司に「ICLS コースの指導をやってみなさい」と突然言われて、こんなことに悩んでいませんか？

- 指導者としてコースに参加すると、頭が真っ白になってしまう。
- 何とかコース指導をこなしても、終了後にどこかモヤモヤする。
- そもそも、シミュレーションコースでの指導方法なんて教わってない。

　そんな悩みを解消し、受講者に「受講してよかった」と思ってもらえる指導をするには、そして、指導をしたあなた自身も満足に思える指導をするには、まず指導の基本を押さえる必要があります。
　本書には、ICLS 指導の基本を学び、実際にそれに沿った指導ができるように、指導者として「意識すべきこと」や「実践すべきこと」を詰め込みました。そして、私が長年の ICLS 指導経験で培ってきた実践的なノウハウも隠すことなく、すべて伝授していきます。

　ICLS コースの指導でもっとも重要なのは、「受講者が習得すべき目標を明確にし、目標に応じた行動に対して適切なフィードバックをする」こと、です。
　これを実践するために、受講者に対して指導者がとるべき行動は、次の3つにまとめられます。

- 実技に入る前に、明確な目標を掲示する。
- 実技中は、掲示した目標に関する受講者の行動を観察する。
- 実技が終わったら、目標に関することを具体的にフィードバックする。

この3つのことを常に意識し、適切なタイミングで実践することで、どのステーションを担当しても、どのシナリオを担当しても、個々のスキルを実践させるときでも、あなたの指導が受講者の手技や知識を確実に向上させるでしょう。

「ICLSコースでの指導は難しい」と悩む人は少なくありません。しかし、指導の基本・ポイントを押さえて実践していけば、必ず、誰でも、受講者の行動を変えることができます。

レベルアップしたくても頼れる先輩指導者が周りにいない、という方もいると思いますが、私が、いえ本書が、あなたの"先輩指導者"です。

本書を通じて、入門編から上級編まで少しずつステップアップしながら、自信をもってコース指導に臨める指導力を身につけていきましょう。きっとあなたも、認定インストラクターとして一目置かれる、あるいはブースリーダーとして誰からも頼られ任される、"一人前の指導者"になれるはずです。

私は、ICLSコースでの指導を通じて、「指導力」という貴重な武器を手に入れました。この武器を得たことで、全国各地のコースに指導者として招かれるようになり、その土地ならではのおいしい料理やお酒を楽しむ機会にも恵まれるようになりました。また、さまざまな指導者や受講者と知り合ったことで、人脈を通じた世界の広がりも実感しています。

コース指導に限らず、日々の臨床現場でも、はたまたプライベートでも、この「指導力」という武器は応用できるものです。自分の職場で快適に働くためには、後輩や同僚スタッフ（時には上司も）の教育が欠かせません。患者教育に役立つこともあるでしょう。プライベートでも、子どもやパートナーや親など身近な人に何かを教えたり、伝えたりしなければならないときがあるかもしれません。

このように、「指導力」は現代社会で必要不可欠な能力といっても過言ではありません。

読者であるあなたに、一生モノの確固たる「指導力」という武器を身につけてもらうこと、また、この先の指導者人生を自信と充実感に満ちたものにしてもらうことが、本書の目的です。

　そして、あなたにとって「一度読んだら終わり」の本ではなく、ICLS指導で悩んだとき、迷いが生じたときに「この本に戻ってくれば大丈夫だ」と、心のよりどころになる一冊となれば幸いです。

　本書をぜひ、隅から隅まで（カバーも外して）読み込んでください。どこかに、あなたの指導者としての道標がそっと隠されているかもしれません。本書を通じて、1人でも多くの方が優れたICLS指導者となること、また、その指導者のもとでICLSを受講した人が1人でも多くの患者さんを救えるようになることを、心から願っています。

2024年9月

岐阜大学医学部附属病院

伊藤　貴康

CONTENTS
目　次

第1部

何人かの指導者にフルボッコにされつつ、
全国のコースに呼ばれるようになるまで ……………………………… 2

第2部　入門編
指導者の基礎としてこれだけは絶対にやろう

1章　目標を提示する …………………………………………………… 16
2章　フィードバックをする …………………………………………… 22
3章　受講者の行動を観察する ………………………………………… 36
4章　コンセンサスや指導要綱を読み込む ………………………… 42

第3部　中級編
認定インストラクターにふさわしい指導力を身につける

1章　フィードバックするときの立ち位置と視線 ……………… 50
2章　時間管理 …………………………………………………………… 56
3章　シナリオの進め方 ………………………………………………… 62
4章　受講者からの質問への対応 …………………………………… 70
5章　シナリオ中に介入するか、スルーするかの判断 ………… 76
6章　指導者としての目標設定と振り返り ………………………… 80

第4部　番外編

指導者としてやってはならないこと、やったほうがよいこと

1章　指導者としてやってはならないこと ………………………… 92
2章　実践したら指導がうまくいくようになったこと ……………… 98

第5部　仕上げ編

ここまでできたら一人前

1章　資器材の管理 ……………………………………………… 108
2章　伝えたいことを効果的に伝える ………………………… 116
3章　シナリオ作成のコツ ……………………………………… 128

第6部　上級編

マネジメント能力を磨こう

1章　ブースリーダーの役割 …………………………………… 140
2章　指導者への介入 …………………………………………… 146
3章　事前準備と事後処理 ……………………………………… 152

コラム

1：二代目は大変!?　13
2：「流れはよかったです」　35
3：努力の限界効用逓減の法則　47
4：事前準備あっての成長　90

5：緊張の対処法　105
6：用語は正しく！　127
7：成長に重要なのは、
　　時間か？回数か？　137

主な英文略語一覧

ACLS：Advanced Cardiovascular Life Support

AED：Automated External Defibrillator
自動体外式除細動器

BLS：Basic Life Support
一次救命処置

CPR：Cardiopulmonary Resuscitation
心肺蘇生

ICLS：Immediate Cardiac Life Support

JMECC：Japanese Medical Emergency Care Course

PEA：Pulseless Electrical Activity
無脈性電気活動

VF：Ventricular Fibrillation
心室細動

VT：Ventricular Tachycardia
心室頻拍

第1部

何人かの指導者にフルボッコにされつつ、全国のコースに呼ばれるようになるまで

　まず第1部では、私がどのように ICLS コースの指導者としての指導力を磨いていったのか、その道のりを振り返っていきます。

　私にも"初めての指導"はありましたし、今の立場に至るまで、順風満帆だったわけではありません。失敗もたくさんしましたし、指導のなかで苦手とする部分もありました。おそらく、"実力者"だと認められている指導者の先生方がみな経てきた紆余曲折を私も同様に経て、今に至っています。

　ですから、これから初めての指導を迎える人も、今まさに指導で悩んでいる人も、心配することはありません。

　まずは、私が経験してきた失敗や悩みを読んで、「自分と同じだなぁ」と安心してください。

第1部
何人かの指導者にフルボッコにされつつ、全国のコースに呼ばれるようになるまで

　ICLSコースでの指導に関して私が所属している団体は、三重ACLSです（ACLSという名称ですが、ICLSコースを主催する団体です）。三重ACLSにいたからこそ、ICLS指導者としての今の自分があることは間違いありません。
　少しだけ、三重ACLSについて紹介させてください。
　三重ACLSは私が医師になる前から発足しており、その立ち上げメンバーの1人で、私の師匠でもある畑田剛先生（現・桑名市総合医療センター救急科部長、日本救急医学会ICLSコース企画運営委員会委員長）がディレクターとして、ICLSコースを100回開催してきました。101回目のコースからは私が二代目ディレクターとして24回開催し、2024年9月までに合計124回のICLSコースを開催してきました。しかし、新型コロナウイルス感染症の流行と私の異動に伴い、2019年12月以降、ICLS本コースは無期限休止の状態となっています（指導者養成ワークショップは開催しています）。
　私は、この三重ACLSに指導者として育ててもらい、県外のコースへ武者修行に出て、三重ACLSを背負うディレクターの立場も経験させてもらいました。そして、今では三重県に限らず、西日本を中心にさまざまな場所でICLSの指導に携わるようになりました。そんな私のICLS指導者としての経歴を、もう少し詳しく振り返っていきます。

 学生ACLSに魅了された医学生時代

　私が心肺蘇生のシミュレーションコースと出会ったのは、三重大学医学部の5年生のとき（2005年）でした。当時から、「学生ACLS」という名称で、医学部生を中心とした有志の大学生が指導者となり、公募した大学生を対

象に、アメリカ心臓協会（AHA）のACLSコースを参考として心肺蘇生を楽しく学べるコースが、全国各地で開催されていました。あるとき、大学の掲示板にこの学生ACLS開催のポスターが貼られていて、同級生と一緒に受講したのです。そこですっかり魅せられてしまい、大学生生活の残りの2年間、学生ACLSに指導者として参加するようになりました。自分の卒業式の前日も、東京開催の学生ACLSに参加していたほどでした。

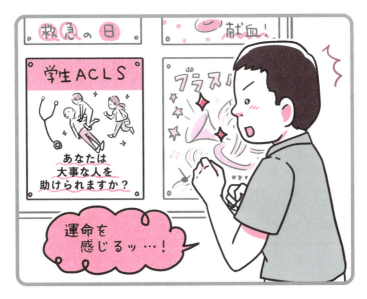

　大学生同士のコースですから、今思えば非現実的なシナリオも多かったですが、「楽しく学ぶ」ということを知った原点は学生ACLSです。
　例えば、「ドラ〇もんに出てくるの〇太くんが、タケコプターで上空まで飛びすぎたがゆえに心臓が止まって落ちてきちゃいました。はい、みなさん始めてください」といった、低酸素血症のシナリオです。
　自由な発想が許される、大学生ならではのシナリオでしたね。念のためお伝えしますが、成人のシミュレーション教育は、できるかぎり実際の臨床現場に即した形で行うのが基本ですから、実際のICLSコースではこんな"ドラ〇もんシナリオ"は使ってはいけません！

学生ACLSで指導の自信をつけた私は、2005年8月に岐阜大学で開催されたICLSコースを受講し、ICLSコースで指導をするための要件を満たしました。その後、6年生になった2006年には、名古屋で開催されたICLS指導者養成ワークショップを受講しました。医学生のうちにICLS認定インストラクターになることを目標にがんばっていたのです。

　認定インストラクターになるには、実際の指導経験が必要です。そのため当時、三重で指導をさせてほしいと畑田先生にお願いをしましたが、「医学生は実際の現場で対応したことがないから、指導者としては採用しない」と言われ、学生のうちにICLS指導者デビューを果たすことは叶いませんでした。

　当時は、「勉強もしているし、実技も問題なくできるから指導くらいできる！」と憤りも覚えましたが、のちにICLSディレクターを実際に務めるようになってからは、このときの畑田先生の言葉がいかに正しかったか痛感するとともに、反省しました。ICLSの受講者は、ごくまれに医学生もいますが、99.9％が実際に患者対応を経験している医療従事者です。たとえ指導が上手だとしても、シミュレーションしか経験していない医学生の言葉は軽くて、実際の臨床現場を知っている受講者には響かなかったでしょう。

　ということで、医学生時代はICLSコースと指導者養成ワークショップの受講までにとどまり、認定インストラクターへの道は医師になってから歩むことになりました。

 研修医時代に指導者デビュー

　私のICLS指導デビュー戦は、研修医1年目でした。ということは医師1年目だったんですね。記憶にはないのですが、記録を振り返ると2008年2月3日に開催された第40回三重ACLSでした。その後、さらに2回の指導機会を得て、同年の5月13日に晴れて認定インストラクターになりました。

デビュー戦から医師3年目で桑名に異動するまで、三重ACLSに指導者として頻回に参加しました。今思えば当時は何もわかっていなくて、勢いと根拠のない自信で指導にあたっていました。そんな私を優しく見守ってくれていた先輩指導者たちに恵まれた時代です。

　そして、この頃は畑田先生の恐ろしさにもまったく気づいていませんでした。ほかの指導者たちは「怖い」とか「すごくプレッシャーを感じる」と言っていましたが、私はどこ吹く風。そしてこの後、桑名に異動してから畑田先生の厳しい指導を受け、指導者としての洗礼を浴びていくことになるのです。

一度はICLSの指導者から離れたのに、なぜかディレクターになる

　医師3年目の途中に桑名へ異動してからは、内科の後期研修医としての仕事が忙しかったこと、三重大学まで物理的距離があったこと、桑名でコースが開催されていなかったことから、ICLSでの指導から遠ざかっていきました。

　そんな私がなぜICLS指導者に復帰し、ディレクターにまでなったのか…（そしてこんな本を書いているのか…）。あるきっかけが、桑名でのICLSコース開催、私のディレクター資格取得へとつながったのでした。

　桑名では、医師になってから初めて市中病院で働くことになり、1人で救急患者を診察することも多くなりました。夜間や休日の当直では、自分と初期研修医1人、看護師2人の体制で心停止患者に対応しなければなりません。大学病院という三次救急施設での心停止対応しか経験がなかった私は、愕然としました。心停止アルゴリズムも知らないスタッフと対応することもありますし、1人でできることには限りがあったからです。

　赴任して約半年後、当直中の午前4時、事件は起きました。やるべきことをやっていれば救命し得た患者さんに対してやるべきことができず、お亡くなりになってしまったのです。いつしか、心停止の原因検索がおろそ

かになっていたのかもしれません。自分のなかでは、今でも悔やんでいる症例です。同様に感じたスタッフも多かったのでしょう。このことをきっかけに、救急外来で勤務することのある看護師の一部がICLSに興味を示すようになりました。

　そこで私は、この桑名の病院のスタッフに三重ACLSを受講してもらうように働きかけました。同時に、私自身も再び三重ACLSに指導者として顔を出すようになりました。そして、受講したスタッフの1人が「指導者になりたい」「いつか桑名でコースを開催したい」と言うようになり、私も桑名でのICLS開催を目指して活動を始めたのです。
　桑名でのICLSコース開催が実現したのは医師5年目、異動から約2年後のことでした。初回こそ三重ACLSの出張版として畑田先生に開催していただきましたが、2回目からは「桑名ICLS」として定期的に桑名でICLSが開催できるよう、私がディレクターを務めることになりました。こうしてディレクターに認定されたのが、2011年8月のことです。

フルボッコにされて指導者の壁を乗り越えられた

　ディレクターとして初めて桑名ICLSを開催した直後の2012年4月に、再び三重大学に異動しました。異動からしばらくは、三重ACLSではブースリーダーを任されながら、桑名ICLSではディレクターを務めるという指導者生活を送りました。こう書くと順風満帆のようですが、ここからしばらくはつらい時期でした。
　何がつらかったかというと、私には、ほかの指導者への介入ができないという弱点がありました。ここでいう「介入」とは、例えば、ほかの指導者の指導があやふやなときや間違っているときなどに、自分が割って入って指導を代わることを指します（第6部2章参照）。この弱点を克服することが必要だと自覚していたにもかかわらず、なかなか克服できなかったのです。おそらく畑田先生も私の弱点を理解していたのでしょうが、当初は流

してくれていました。しかし、どうしてもこの弱点を克服せざるを得ない状況に追い込まれていきます。

　この頃、日本内科学会が「JMECC（内科救急・ICLS講習会）」を立ち上げ、各県の大学主導で開催する計画が進んでいることを知った私は、三重県内で第一号のJMECCディレクターになることを決意しました。このとき問題となったのが、先ほどの私の弱点、ほかの指導者に介入できないことです。この時点でICLSディレクターを取得してから約2年が経っており、指導参加のたびに「ほかの指導者に適切なタイミングで介入する」ことを目標にしていましたが、行動には移せないままでした。

　そんななか、JMECCのディレクター実技試験（JMECCの日内会館コースでブースリーダーを務め、評価を受ける試験）を翌月に控えた2015年3月に、桑名でICLSコースを開催しました。ディレクターが私で、ブースリーダーは畑田先生でした。このときも「自分はまた介入できていなかったなぁ…」とへこみながら帰宅したら、畑田先生からのメールが届いていました。

　「このままじゃ（来月の試験）落ちるぞ。お前のコースだから黙っていたけど、来週の俺のコースでは、こんなざまではとてもブースリーダーとは言えない。ほかの指導者をあてにするな。自分1人でもコースをすべて指導できるぐらいの気概がないとディレクターにはなれない」

　ただでさえ落ち込んでいたところに、金属バットで後頭部にフルスイングを受けたような気分でした。追い打ちをかけるように、コースの指導者たちが使用しているメーリングリストにも、畑田先生から「たかやす君の実力はまだまだです。今日の介入はイマイチでした」というメールが投稿されていました。全体に向けても自分の課題が公表され、逃げ場は完全になくなりました。

　翌週、畑田先生がディレクターのコースまでは不安の日々。「このまま介入できなくて、ディレクター試験に落ちるんじゃないか…」と悩みました。そのコースでの指導で介入がマシになっていたかどうかは、正直覚えていません。

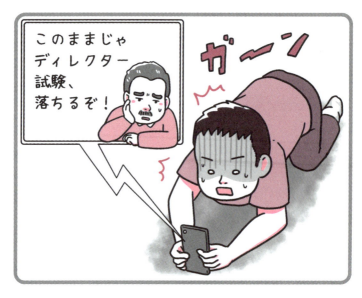

　さらにその翌週には、長野県まで遠征してJMECCに参加させていただきました。そのJMECCのディレクターは岡庭信司先生（現・飯田市立病院消化器内科）で、私のもう1人の師匠（と勝手に認定している先生）です。岡庭先生には、初めてお会いした別のJMECCの際にも「様子見してるだろ」と介入について指摘を受けていたのですが、この長野県でのJMECCでも「今の介入の仕方じゃ、来月の試験落とされるよ」と言われてしまいました。その後のステーションではがんばった結果、コース後の振り返りでは「ギリギリ及第点だな。今の調子で試験がんばれ」と言っていただけたことを覚えています。

　そして迎えた2015年4月のJMECCディレクター試験、結果は無事、合格でした。

　会場に着く前は不安が大きく、前夜にはコースに遅刻する夢を見て2回も起きました。試験のコースが始まってもしばらくは不安が勝っていましたが、30分が経ったくらいで「どうせ落ちるかもしれないなら、もう全部自分のやりたいように指導しちゃおう。それでダメなら、また指導スキルを磨きなおそう」と開き直り。経験の浅い指導者には事前に指示を出しつつ、おかしなことを言いはじめたら適度に介入してコースを進めていきま

した。その結果、評価していただいたディレクターからも「伊藤先生は若いのにブースをきっちり仕切っていて感心しましたよ」と褒めていただきました。

　このような成功体験と、2人の師匠からの優しくも厳しい追い込みのおかげで私は、ほかの指導者の指導中にもすっと入って介入する技術を身につけることができました。介入に関しては本当にもがいて、もがきつづけてつかみ取ったスキルだと思っています。ちなみに、2人の師匠に試験合格をメールで知らせたところ、「当たり前だろ、お前の実力なら受かって当たり前。もっと腕を磨け」と言われました（笑）。優れた先輩指導者に囲まれて育つ幸せを実感しました。

　ちなみに、私を~~フルボッコに~~厳しく指導してくださった指導者はほかにもいらっしゃいました。すべてのエピソードをここで紹介することはできませんが、皆様の指導で私の指導力が上がったことは間違いなく、たいへん感謝しております。

100回の歴史をもつコースを引き継ぐ

　こうして「介入」という弱点を克服した私は、三重県内の各地でICLSコースに参加しつつ、JMECCで広がった縁で県外に遠征する機会も得ていきました。週末はコース参加か当直か、という生活を満喫していましたが、またしても衝撃の出来事が起きます。

　第100回の三重ACLSが迫るなか、夜の意見交換会で畑田先生が、前触れもなく全員の前で、「100回やったら、101回目からはたかやすにディレクターを譲る！」と宣言したのです。周りにいた人も、私も、一瞬にして動きが止まりました。酔っ払いの戯言と全員思っていましたが、翌朝にも「酔っぱらって言ったわけではない。真面目に言っている」と言われ、半信半疑ながらもそのまま月日は流れていきました。

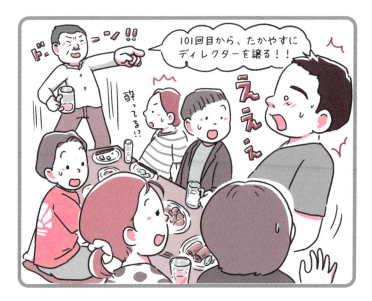

　そして、第100回三重ACLSを終えた夜の祝賀会でも高らかにディレクター禅譲宣言がなされ、私は、開催100回の伝統ある三重ACLSのディレクターを引き継ぐことになったのです。

　桑名ICLSやJMECCでディレクター経験をそれなりに積んでいた私ですが、第101回三重ACLSを開催するときは、受講者への朝のオリエンテーションでいきなりセリフがぶっ飛ぶほどにプレッシャーを感じました。私の面目のために言いますが、後にも先にも、セリフがぶっ飛んだのはこのときだけです(笑)。

そして、いま

　三重ACLSのディレクターになってからは、平均して月2回のICLS指導者参加、月1回のICLS開催という生活でした。開催数も参加数に含むと、2016～2019年の4年間で、コース参加約100回、コース開催約50回となります。このなかにはJMECCも含まれており、三重県以外に愛知県、岐阜県、長野県、福井県、富山県、大阪府、兵庫県、山口県、佐賀県、東

京都のコースに参加させていただきました。現在も西日本を中心に、さまざまな地域に呼んでいただけることに感謝しています。

　また、前述のとおり三重 ACLS の ICLS 本コースは休止中ですが、指導者養成ワークショップは年2回定期開催しており、指導者育成のための技術は磨きつづけています。新型コロナウイルス感染症への対策も定まりつつあり、2022年後半からは県外へのコース参加、指導の機会も増えてきました。2024年9月現在、指導者としての ICLS 参加回数は200回を超えています。

　このような、決して順風満帆ではない指導者キャリアを歩んできた私だからこそ、指導者が伸び悩むポイント、それを克服するための方法を、読者のあなたに伝えることができると自負しています。さて、私の指導者人生の振り返りはここまでにして、第2部からはあなたが指導者として成長するための指導のノウハウについて解説していきます。

第1部 | まとめ

　第1部では、私の指導者としての歴史を振り返ってきました。
ここで強調したいのは、以下の3点です。

- 誰にでも初心者の時期がある。
- 最初からすべてできたわけではなく、紆余曲折を経て今に至った。
- 弱点の克服には苦労した。

　本書を読んでいるあなたが、たとえ今は伸び悩んでいたとしても、これ
から正しい方法を学び、実践していけば、必ず指導者として成長すること
ができます。

コラム 1

二代目は大変⁉

　第1部で、急に私が三重ACLSのディレクターを引き継ぐことになった、という話をしました。文章で書けば1行でおしまいなのですが、引き継ぐ前後は書き表せないほどキツかったというのが本音です。

　昔も今も、偉大なる先代からの引き継ぎは非常に大変なのです。今後、偉大なる先代から何かを引き継ぐ方もいらっしゃると思うので、私が二代目となるにあたって考えたこと、実行したことが参考になればと思います。

　まず、「成功する二代目と失敗する二代目の違いは何か」に着目しました。失敗する二代目は単純に能力が足りなかっただけ、と考える人が多いかもしれません。近年の大河ドラマから源頼家や武田勝頼を想像する人もいると思いますが、私はむしろ、二代目に就任した人物は、能力的には十分にこなせる器だったことが多いと考えています。実際、武田勝頼は四男でありながら、信玄の跡を継ぐことになるほど有能でした。しかし、勝頼の周囲には信玄が残した家臣が多く、勝頼に信玄の幻影を抱き、"勝頼仕様"に変わることを拒んだという説があります。先代と比較されつづける、あるいは先代と同じ存在であることを求められつづけると、二代目は自分を見失っていきます。これこそが、二代目が失敗する本質ではないでしょうか。

　そこで私は、三重ACLSの二代目ディレクター就任前挨拶でこう言いました。

　「私は畑田剛ではありません。偉大な先代と同じにはなれませんし、同じ存在も目指しません。私は私のやり方で三重ACLSを率いていきます。畑田先生の三重ACLSでなければ参加できないという方は参加しなくても責めませんし、責められる立場でもありません。それでも三重ACLSの存続に力を貸していただける方は、これからも指導者として参加をお願いいたします」

　時代が変わるとともに、人も移り変わるものです。偉大な先代から引き継いだとしても、自分仕様に組織をチューンアップすること、そして周囲も先代とは違う形に適応していくことが、成功する二代目の秘訣だと思っています。引き継ぐ人も、周囲で協力する人も、このことを意識するとよいのではないでしょうか。

13

MEMO

第2部

入門編

指導者の基礎として
これだけは絶対にやろう

　第2部では入門編として、ICLS 指導の初心者でも経験者でも絶対に
やってほしいことについて解説します。

　ICLS において、指導者はいかなるときも「受講者が習得すべき目標
を明確にし、目標に応じた行動に対して適切なフィードバックをする」
べきです。

　そのために必要な具体的行動は、次の4つです。

・目標を提示する。

・フィードバックをする。

・受講者の行動を観察する。

・コンセンサスや指導要綱を読み込んで準備する。

　初心者はまず「型」を身につけ、それを実践することで、もっとも
確実に成果につなげることができます。これはスポーツであれ、仕事
であれ、同じです。「型」は先人が過去の経験から作り上げた成功への
最短の道筋です。入門編で指導の「型」を自分のものとし、第3部の
中級編以降で自分のスタイルの確立を目指していきましょう。

第2部 入門編

1章 目標を提示する

実技の前に、何も言わずに始めていませんか？

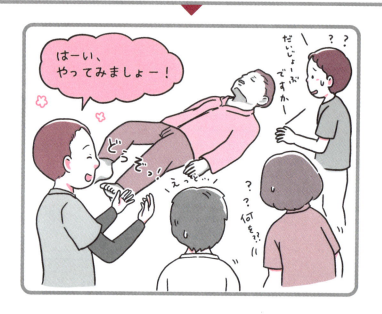

① なぜ、目標提示が必要か

　目標は、あらかじめ設定されているから、しかも明確にされているから到達できるものです。目標が設定されていなければ、受講者は何を目指して行動したらよいかわからず、迷ってしまいます。
　ここで1つ質問です。

「人はなぜエベレストに登れるのか？」
みなさんは、どう答えますか？

「そこに山があるから(Because it's there)」と登山家のジョージ・マロリーが答えたのは有名な話ですが、私の答えはこうです。
　「終わりがあるとわかっているから」

　つまり、頂上という終着点(＝目標)があらかじめ設定され、しかも明確になっているからこそ、登る(＝目指す)気が起きて、到達することができます。もし頂上が隠されていて一切わからなければ、たとえ実際の標高は599mの高尾山であっても、登ることに尻込みをする人や、どこまで登ればよいのか見当がつかず脱落する人が続出するでしょう。
　指導者が提示する目標は、受講者にとって、到達すべき地点までの道標となるのです。

 明確な目標提示とは

　明確な目標提示とは、誰にとってもわかりやすく、一通りにしか受け取れない目標を提示することです。
　ICLS コース全体の目標は、「突然の心停止に対する最初の10分間の適切なチーム蘇生を習得する」ことですが、誰に対しても明確ですよね？
　このように明確な目標を、朝一番のディレクターからのオリエンテーションや、各ステーションの導入部と実践前、受講者がシナリオを実践する前など、コースの要所・節目で指導者から提示するようにしましょう。
　例えば、BLS のステーションの導入であれば、「質の高い胸骨圧迫と人工呼吸、ならびに迅速かつ安全な AED の使用方法を習得することがこの時間の目標です」という具合に始めると、明確な目標を受講者に提示できます。

目標を分割する

　最終的に受講者には、コース1日を通じて「突然の心停止に対する最初の10分間の適切なチーム蘇生を習得する」という目標を達成してもらうわけですが、いきなりこの目標を達成することはできませんよね。

　そこで、このコースの最終目標に到達するために、目標を小さく分割していきます。小さな目標の達成を積み重ねることで、最終目標に到達できるようにするのです。

　私がディレクターをするときは、「突然の心停止に対する最初の10分間の適切なチーム蘇生を習得する」を以下の3つの目標に分割しています。

①質の高い心肺蘇生（CPR）の実践
②心停止アルゴリズムの習得・実践
③チーム医療の実践

　具体的には、まずディレクターによるオリエンテーションで最終目標を提示します。次に、それを達成するために、①質の高いCPR、②心停止アルゴリズム、③チーム医療の3つを常に意識して、コースに臨むよう伝えています。そして、この3つに分割した目標をそれぞれ達成させるために、各々をさらに小さな目標に分割して、スキルステーションやシナリオステーションで提示していきます（図1）。

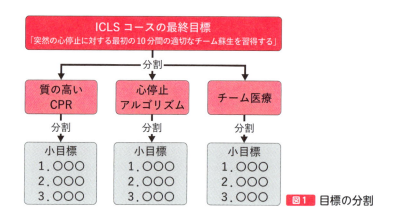

図1　目標の分割

明確な目標提示の例

　では実際に、「質の高い CPR」を例にとって、明確な目標を考えてみましょう。質の高い CPR を受講者が実践できるようにするには、どのような目標を提示したらよいでしょうか？

　「質の高い CPR」の要素を分割して考えていきます。①胸骨圧迫の深さ（約 5 cm で、6 cm を超えない）、②胸骨圧迫のペース（1 分間に 100～120 回）、③圧迫後に胸壁をもとの位置まで戻す（リコイル）、④圧迫の中断時間を最小限にする（10 秒未満）、⑤胸壁が軽く上がる程度の人工呼吸、⑥過換気を避ける、という 6 つがあげられます。

　つまり、「質の高い CPR」を達成するためには上記のようなことを意識して CPR を実践してほしいので、これらを「明確な目標」として受講者が実践に入る前にはっきりと掲示しましょう。

 提示する目標の注意点

　目標を提示する際は、その目標を達成するための要素や条件が、受講者がコントロールできるもので構成されているか、に注意しましょう。

　運に左右されたり、予測不可能な要素・条件がかかわるような目標では、その目標を達成するための行動が必ずしも受講者の実力と結びつかなくなります。これでは、その目標・行動を受講者がたまたまできたのか、意図してできたのか、はたまた習得できているのかの判断が難しくなり、後述する効果的なフィードバックも困難になります。

　また、受講者が失敗してもやり直しが可能な目標を設定することも重要です。そのためには、受講者にとって無理のない「手が届きそうな」、かつ「具体的な」目標を設定します。例えば、胸骨圧迫の深さが 4 cm しかない受講者に対しては、「次に胸骨圧迫するときはあと 1 cm 深く押すのを目標にしましょう」というように目標を掲示しましょう。

目標を提示したあとは

　指導者は、目標を提示したならば、受講者がその目標を達成できたかどうかを必ず評価します。

　目標未達成の場合には、指導者と受講者で振り返りをして、その原因を特定します。原因が特定できたら、軌道修正すべく新たな目標を設定し、受講者に再度実践してもらいます。

　目標を達成できれば、受講者に自信がつき、より高度な目標を設定することが可能になるでしょう（図2）。

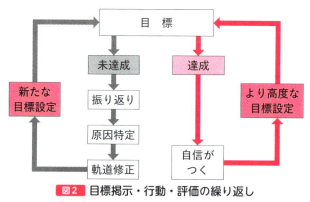

図2 目標掲示・行動・評価の繰り返し

（吉井理人「最高のコーチは、教えない。」より引用・改変）

　指導者が受講者に目標を提示し、受講者が行動する。この一連の活動を繰り返します。すべての目標を達成できたとき、「突然の心停止に対する最初の10分間の適切なチーム蘇生を習得する」という最終目標に到達しているはずです。

　前述と同様に登山に例えるならば、まずは一合目、次に三合目、五合目、七合目…と目の前の目標をクリアしていくことで、最後には終着点である頂上に到達する、というイメージです。

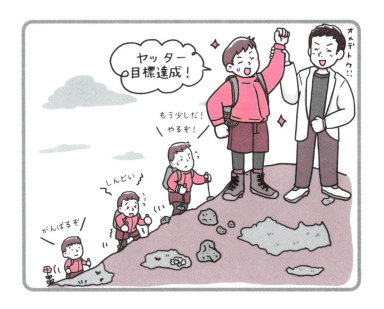

　そして、受講者が指導者の提示した目標を達成できたら、指導者も受講者と一緒になって喜びましょう。

　指導者とは、「学習者の良き伴走相手」であるべきです。

この章のまとめ

- ☑ 指導者は、受講者が何かを実践する前に、必ず目標を提示する。
- ☑ 目標は、受講者にとって到達すべき地点までの道標となる。
- ☑ 指導者は、「明確な」「手が届きそうな」「具体的な」目標を掲示する。
- ☑ 明確な目標とは、誰にとってもわかりやすく、一通りにしか受け取れない目標である。

第2部　入門編

2章 フィードバックをする

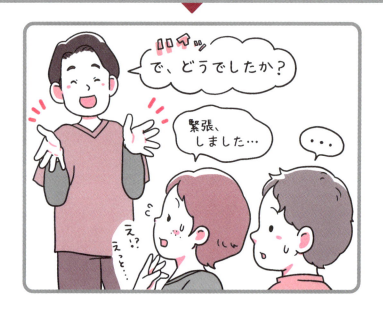

1 フィードバックとは

　フィードバックとは「受講者の行動をよい方向に変えるためのもの」で、①受講者の技術や知識の向上を促す、②受講者の学ぶ意欲を促す、③周りにいる受講者にも学びを促す、という3つの効果があります。
　逆にいえば、受講者の行動が変わらないものは「フィードバック」とは呼べません。受講者の行動が変わったときに初めて、「フィードバックされた」ということができます。

フィードバックを成功させるポイントは、受講者の行動を正しく評価し、客観的な視点でアドバイスすることです。また、フィードバックは、第2部1章で述べた目標提示と対をなすべきものでもあります（詳細後述）。

 フィードバックの種類

　フィードバックにはさまざまな種類がありますが、ICLSコースで指導者が用いることが多いフィードバックは主に以下の4つです。

> **ICLSコースで頻用するフィードバック**
> ▶肯定的なフィードバック：ポジティブフィードバック
> ▶否定的なフィードバック：ネガティブフィードバック
> ▶建設的なフィードバック：コンストラクティブフィードバック
> ▶受容的なフィードバック：レセプティブフィードバック

　各々のフィードバックについて細かくみていきましょう。

（1）ポジティブフィードバック
　ポジティブフィードバックは、相手の行動の「よい点」を評価します。指導者が、肯定的な言葉を用いて受講者の行動を認める(褒める)ことで、受講者は前向きな学習意欲をもつでしょう。また、ポジティブフィードバックは、ほかの受講者に模範的行動を示すことにもつながります。

※ポジティブフィードバックの例
　「胸骨圧迫が1分間に110回程度のペースでできていましたね！」
　「アルゴリズムに沿って、アドレナリン 1mg を投与できたのがよかったですね！」

（2）ネガティブフィードバック

　ネガティブフィードバックは、相手の行動の「改善すべき点」を指摘します。否定的な言葉で受講者のできていない点を指摘するため、受講者に精神的なダメージを与える可能性があります。そのため、ネガティブフィードバックは極力避けるべきですが、使用するときは言葉遣いやトーンなど伝え方に注意が必要です。また、ネガティブフィードバックをする場合は、根拠や理由を明らかにして、指摘した点を受講者が改善できたら必ずポジティブフィードバックをするようにしましょう。

※ネガティブフィードバックの例

　「電気ショックをするときは安全確認が重要なのに、できていませんでしたね」

　「今のシナリオでは、原因検索をしていませんでしたね」

（3）コンストラクティブフィードバック

　コンストラクティブフィードバックは、誤った行動を肯定的に指摘し、よりよい方向に導きます。理由や結果を述べて、改善点を示しましょう。

※コンストラクティブフィードバックの例

　「胸骨圧迫の中断時間が少し長かったですね。次は、充電中に安全確認をしてみたらどうでしょう」

　「アルゴリズムどおりにできていましたね。次は、チーム医療をみんなで意識してみたらどうでしょう」

　また、ほとんどの場合、前述したネガティブフィードバックはコンストラクティブフィードバックに置き換えることができます。実際に、「ネガティブフィードバックの例」として示した2つを、コンストラクティブフィードバックに置き換えてみましょう。

※ネガティブ→コンストラクティブへの置き換え

「電気ショックを迅速にすることも大事です。安全に電気ショックができると、さらによかったですね」

「波形診断、薬剤の投与タイミングはアルゴリズムどおりでした。原因検索に気づいて、カルテを取り寄せるなど原因を特定するための情報を探しにいけるとよかったですね」

(4) レセプティブフィードバック

レセプティブフィードバックでは、受講者の状況を受け入れたコメントをします。受講者が自己の振り返りをしたときに、困ったことやできなかったことを受け入れ、その内容に言及することで、受講者からの発言を引き出しやすくなるでしょう。

※レセプティブフィードバックの例

「波形が変化したときにアルゴリズムを切り替えるのが難しかったんですね」

「原因検索するときに、身体診察をどうしたらよいかわからなかったんですね」

「テキストの〇ページを見ながら振り返ってみましょう」

 どうやってフィードバックしますか？

フィードバックの際にまず何を言うか、実は決まっています。

それは、「提示した目標に関してのフィードバック」です。

例えば、VFのシナリオを始める前に、指導者が「VFのアルゴリズムを実践するのを今回の目標にしましょう」と伝えたとします。この場合、フィードバックの一言目は以下のようになります。

- 「アルゴリズムどおりにできましたか？」と問いかけ、受講者に振り返ってもらう。

- 「アルゴリズムどおりに実践できていました！」とポジティブフィードバックをする。

- 「アルゴリズムの電気ショックはできていましたが、薬剤の投与タイミングはどうでしたか？」とコンストラクティブフィードバックをする。

このように、まず提示した目標に関してフィードバックをすると、受講者も指導者の言葉を受け入れやすいでしょう。

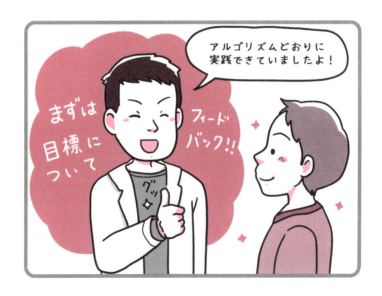

**指導者も受講者もモヤモヤする
フィードバックの一言目**

　指導初心者に限らず、コース終了後にモヤモヤを感じてしまう指導者の多くがフィードバックの一言目に発するのは、「やってみてどうでしたか？」です。

　このように尋ねれば受講者に実践したことを振り返ってもらえると感じるかもしれませんが、実際に指導者が望む答えが返ってくることは、ほぼありません。「緊張しました」とか、「頭が真っ白で動けませんでした」とか、振り返りというよりは感想が返ってくることがほとんどです。コースの限られた時間のなかでは、このやり取りの十数秒すら惜しいのです。

　指導者はフィードバックをする際、今のシナリオでできた点、できなかった点、疑問に思った点、困った点を、受講者自身で振り返ってほしいと思っているはずです。そのためには前述したとおり、事前に掲示した目標を意識して、まず「〇〇についてはどうでしたか？」と具体的に尋ねることが一番の近道です。フィードバックの一言目を意識して実践するだけで、あなたの指導に対する評価も見違えるものになるでしょう。

 さらに上手にフィードバックするコツ

　フィードバックの一言目の大切さを理解したら、フィードバックの中身ももっとよくしたいと思いませんか？

　上手なフィードバックのコツを3つ、お教えします。

> **上手なフィードバックのコツ**
> ▶ フィードバックする内容は2つにする。
> ▶ PICOを意識する。
> ▶ 非言語コミュニケーションを活用する。

（1）フィードバックする内容は2つにする

　人は、一度に多くのことを言われても、すべてを記憶に残すことができません。ですから、フィードバックする内容は基本"2つ"にしましょう。どうしても伝えなければならないことがあるという場合にのみ、"3つまで"フィードバックします。

　内訳としては、1つはポジティブフィードバック、もう1つはコンストラクティブフィードバックにするのが理想的です。

　提示した目標を受講者が達成できたときは、1つ目にポジティブフィードバックができます。そして、2つ目のフィードバックとして「この点をこうするとさらによくなるでしょう」と伝え、次のシナリオ・実践の課題となるよう、コンストラクティブフィードバックをします。

※例：VFのシナリオでのフィードバック（目標達成）

　「目標はVFのアルゴリズムの実践でした。アルゴリズムどおりにばっちりできていましたよ！　リーダーとしての指示を自信をもって伝えると、チームメンバーもさらに動きやすくなるのではないでしょうか。次のシナリオからは、チーム医療の質を高めることもみんなで意識していきましょう」

　逆に、提示した目標を受講者が達成できなかった場合は、まずコンストラクティブフィードバックから入ります。2つ目のフィードバックはできていた点を褒めて、ポジティブフィードバックをします。

※例：VFのシナリオでのフィードバック（目標未達成）

　「目標はVFのアルゴリズムの実践でした。アドレナリンを打つタイミングが2回目の電気ショックの後なら、VFのアルゴリズムは完璧でしたね。VFと診断した後の迅速な電気ショックは2回ともできていてよかったです！」

（2）PICO を意識する

PICO とは、Positive、Immediate、Clear、Objective の頭文字をとったものです。この 4 つを意識することで、フィードバックが上達するでしょう。

フィードバックのPICO

▶ **Positive**：褒める、認める

▶ **Immediate**：すぐに

▶ **Clear**：明確に

▶ **Objective**：客観的に

"Positive"は、「電気ショックは安全にできていましたよ」や「アルゴリズムどおりにシナリオをできましたね」といった、褒める、認めるフィードバックです。

"Immediate"は、すぐにフィードバックすべきかどうかを指します。つまり、フィードバックのタイミングを考えましょうということです。フィードバックするタイミングは大きく分けて 2 つ、受講者が実践している最中か、一通り実践し終わったあとか、です。絶対的な正解はありませんが、わかりやすく「すぐに」フィードバックしたほうがよいケースと、「あとで」フィードバックしてもよいケースがあります。

受講者が絶対にやってはならないこと、いわゆる「禁忌とされる行動」をしたとき、例えば PEA の波形なのに電気ショックを実施したときなどには、いったん実践を中断してでも、必ずすぐにフィードバックすべきです。逆に、客観的な証拠が残っている場合は、フィードバックをシナリオ終了後に後回しすることができます。例えば、薬剤の投与タイミングが間違っていたとき、その記録が残っていれば、あとでアルゴリズムと照らし合わせて振り返ることができるので、その場で指摘しなくても問題ありません。

指導者として、フィードバックをするタイミングは「いますぐ」なのか「あとで」なのか、意識してください。

"Clear"は、明確に、です。フィードバックで自分が指摘したい点をできるだけ明確にしましょう。例えば、「電気ショックできていましたよ」ではなく、「安全な電気ショックができていましたよ」と言えば、とくに安全性を指摘点にしていることが明確になるでしょう。指導者が指摘している点が明確になれば、受講者もどの点についてフィードバックを受けているかが理解しやすくなります。

"Objective"は、客観的に、です。フィードバックをするときには客観的な指標やエビデンスを用いましょう。例えば、『改訂版 日本救急医学会 ICLS 指導者ガイドブック』(羊土社、2022年)には「受講者用チェックリスト」が掲載されています。このリストに示されているのは ICLS コースの必修項目ですから、「受講者用チェックリストに掲載されていることなので、しっかり習得しましょう」とか、「チェックリストにある項目すべてできていました」とフィードバックに用いることもできます。

(3) 非言語コミュニケーションを活用する

言葉で伝えるだけがフィードバックではありません。笑顔やジェスチャーといった非言語コミュニケーションも有用です。指導者自身はポジティブフィードバックをしているつもりでも、「これはできていました。あれもできていました。それは…」と話が冗長になって受講者に伝わっていないこともままあります。そんなときこそ、満面の笑みでサムズアップをしましょう。指導者であるあなたが満面の笑みでサムズアップをしていたら、受講者はきっと「これでよかったんだ！ うれし〜♪」と感じます。逆に、しかめ面の指導者にどんなに「できている」と言われても、受講者はポジティブフィードバックとしてとらえてくれません。

また、受講者から表出される非言語コミュニケーションにも注意を払ってください。受講者の表情に、指導者の伝え方に対する評価が表現されているかもしれません。受講者が退屈そうな顔であくびをしながら座っていたら…きっとあなたの話は聞いて…ま…せん！ （笑）

30

ポジティブフィードバックを極める

　ポジティブフィードバックを極めると、指導者にとって大きな武器になります。
　しかし、日本人の気質もあってか、ポジティブフィードバックに対して苦手意識をもっている指導者は少なくありません。私自身もかつては、褒めることに照れを感じ、苦手にしていました。実際に、ポジティブフィードバックをしている指導者を見かけることは少ないのが現状です。そこで、ポジティブフィードバックについては、あえて詳しく述べたいと思います。
　なぜ、ポジティブフィードバックを極めることが指導者の大きな武器になるのか。それは、ポジティブフィードバックを受けた受講者は、自信をもって指示を出したり、行動できるようになる可能性が非常に高いからです。それぐらい、指導者から行動を褒められる（認められる）ことの効果は大きいものです。
　ただし、注意点もあります。何でもかんでも褒めればいい、ということではありません。相手が褒めてほしいと思う部分を褒めるからこそ、その効果は大きくなります。相手が褒めてほしいポイントからずれているのに褒めつづけても、ただうるさいだけです。ずっと的外れな褒められ方だと、何だか嘘っぽく感じませんか？
　では、受講者が褒めてほしいポイントは、どこなのでしょうか？
　それはずばり、あなた（指導者）が提示した目標、もしくは積み残した課題についてです。受講者がそれらを達成できたときに指導者が適切に褒めることで、ポジティブフィードバックは完成します。ここは入念にケアします。
　ポジティブフィードバックをしても受講者の顔がいまいち晴れやかでなければ、さらにたたみかけましょう。「さっきの動き、本当に抜群でしたよ！」「あれでいいんです！　これからも自信をもってやってください！」とダメ押しします。ここまで言えば、受講者にも必ず響きます。

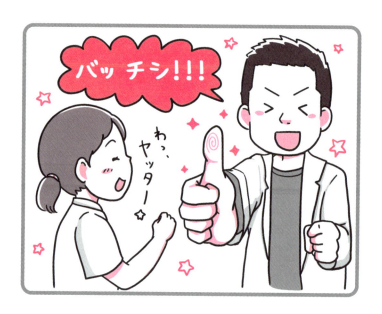

　もう一度言いますが、ポジティブフィードバックは極めれば大きな武器になります。受講者が提示した目標をクリアしたときには、ポジティブフィードバックをたっぷりして、受講者が成長するのを感じてみてください。極められたポジティブフィードバックこそ、受講者を最大限に成長させます。

No Feedback, No Learning

　No Feedback, No Learning.
　訳すと「フィードバックなくして、学びなし」でしょうか。
　ICLSの受講者は、心肺蘇生の知識や技術が未熟だからこそコースを受講しています。今の自分を理想の自分、つまり心肺蘇生に対応できる自分に変えるために修練を積み、右に左にと道を逸れながらも、目標を目指して進んでいきます。受講者がその道を逸れたときに正しい方向へと導くのは、指導者からのフィードバックにほかなりません（図3）。

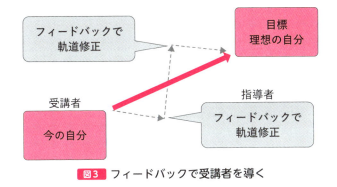

図3 フィードバックで受講者を導く

「No Feedback, No Learning」を胸に刻んで、フィードバックをしましょう。

この章のまとめ

- ☑ フィードバックは、受講者の行動をよい方向に変えるためのもの。
- ☑ フィードバックには、ポジティブ、ネガティブ、コンストラクティブ、レセプティブの4種類がある。
- ☑ 一言目は、提示した目標に関してフィードバックをする。
- ☑ 上手なフィードバックのためには、内容を2つにまとめ、PICOを意識し、時に非言語コミュニケーションも活用する。

MEMO

コラム2

「流れはよかったです」

最後にとってつけたかのように言われる、「流れはよかったです」。

フィードバックの場面でよく見かけます。しかし、私はこれをフィードバックだとは思っていません。

「流れ」という言葉を用いると、受講者全員のチームワークや動きがうまくまとまっていましたと、さもポジティブフィードバックをしているように感じられますが、受講者にはそうとらえられないからです。まず、提示した目標に関連した内容になっていないうえ、具体的なポイントを示してもいないため、よかった点が明確になっていないですよね。

「流れはよかったです」と最後に言うとき、それまでにコンストラクティブフィードバックがあって、最後にポジティブフィードバックで終わらなきゃという指導者（とくに指導初心者）の心理が読み取れます。そのときに褒める点が明確になっていない（見つけられていない）から、「流れはよかったです」とごまかしてしまうケースがほとんどではないでしょうか。

「流れはよかったです」と言いそうになったら、「流れ」を具体的なポイント、例えば安全な電気ショックや、リーダーの指示の明確さなどに置き換えるようにしましょう。

流れがよくてうれしいのは、水洗便所とそうめんくらいじゃないですか？

第2部　入門編

3章　受講者の行動を観察する

受講者が実技をしている間、よそ見していませんか？

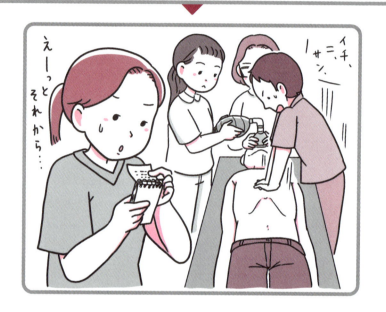

 受講者のどこを見るか？

　受講者が実技をしている間、指導者はどこを見ているべきでしょうか？
　結論を言うと、指導者は「受講者に提示した目標に沿った行動」を第一に見るべきです。理由はもちろん、提示した目標の内容に関する事柄からフィードバックが始まるから、です。例えば、提示した目標が「胸骨圧迫で5cm以上胸壁を押すこと」であれば、受講者が胸骨圧迫している姿勢や実際の深さに注目すべきです。

自分の手元の指導メモや指導要綱ばかりを見ていて、受講者の実技をまったく見ていないなんてことのないように！
　もし、そのような自覚があるのなら、有効な対策があります。それは、何も持たずに指導に入ることです。

 ## 指導者が「見ている」ことを受講者に伝える

　受講者のどこを見るべきかを意識できたら、指導者が「ちゃんと見ている」ことを受講者に伝えることも大切です。「この指導者は自分の行動をしっかりと見てくれている」と受講者が思えば、指導者への信頼度は上がり、ほかの受講者も含めて学習態度がよくなることも期待できます。では、「ちゃんと見ていること」を受講者に伝えるにはどうしたらよいのでしょうか？

　前述と同様に胸骨圧迫を例にすれば、はじめの5回ほどですぐに「5cm以上押せてますよ」とか「胸骨圧迫の深さ、ばっちりですね！」とポジティブフィードバックをすると、指導者がきちんと見ていることが受講者に伝わります。第2部2章で述べた"PICO"のPとIをうまく活用していますね。

　つまり、適切なタイミングで、的確なフィードバックをするためには、目標を提示した時点で、受講者の行動のどこを、いつ見るべきかが決まっちゃうんですね。

 ## 受講者を観察する位置は？

　指導者は、どんな位置で受講者を観察すべきでしょうか。
　これを考えるときには、2つのポイントがあります。

> **受講者を観察する位置のポイント**
> ▶ 提示した目標に沿った行動を確実に受講者が実践しているか、しっかりと観察できる位置。
> ▶ 受講者が行動しているとき、指導者のことを気にしない位置。

　指導者は、この2つのポイントを満たした位置にいるのが理想的です。もちろん、時にはしゃがんだり、腰をかがめたりと、受講者の行動が確実に観察できるように姿勢を変えることも大切です。

　1つ目はともかく、2つ目のポイントはなぜだろう、と思うかもしれません。例として、シナリオの実践中に、リーダー役の受講者とプレゼンターである指導者が対面するような位置をとったときのことを考えてみましょう。

　受講者は自信のなさや不安から、指導者を見ながら、時には顔色をうかがったり、ヒントをもらえないかと考えながら実技に臨んでいることが多いです。そんなとき、指導者が対面する位置にいて簡単に目に入れば、すぐに"天の声"を求めたくなってしまうかもしれません。しかし、本当に受講者に見て（実技して）ほしいのは、目の前の患者（シミュレータなど）です。より現実の場面に近い状況を再現するためにも、"天の声"ではなく、目の前の患者から情報を得てほしいし、実技を行ってほしいですよね。ですから指導者は、受講者のななめ後ろなど、意図的に顔を向けなければ受講者の目に入らない位置にいるようにしましょう。

 観察で見逃してはならない受講者のしぐさ

　観察中、見逃してはならない受講者のしぐさがあります。むしろ、この本を読んでいるあなたは、このようなしぐさを見たら「きたきたっ」と心のなかでガッツポーズしましょう。なぜなら、これらのしぐさは、絶好のフィードバックポイントだからです。

> **見逃すな！そのしぐさ**
>
> ▶ 迷っているしぐさ
> ▶ 自信のなさそうな発言や行動
> ▶ 動きが止まった

（１）迷っているしぐさ

　迷っているしぐさは、受講者にとって迷うような選択肢や理由があったことを指導者に教えてくれています。フィードバックをするときに「どうして迷ったのか？」(理由)と「何について迷ったのか？」(原因)を受講者に尋ねましょう。それが、実際の臨床現場に戻ったときに迷わず行動できるように、フィードバックすべきポイントとなります。

（２）自信のなさそうな発言や行動

　正しい発言・行動なのに、受講者が自信をもってそれらをできていないことは少なくありません。自信はなさそう、だけど正しい言動をしているときには、即座にポジティブフィードバックをしましょう。そうすれば受講者は、次から自信をもってできるようになるはずです。「できてたよ！自信もっていいからね！」といった、端的な言葉が響きますよ。

（３）動きが止まった

　受講者が何も言わなくなり、動きも止まってしまった。これも見逃してはいけません。そんなときは、受講者の動きが止まった原因を確認しましょう。ただし、受講者が必死に知識を思い出そうとしている場合もあるので、動きが止まっても10秒程度は待ってあげてください。数秒経って動き出した場合は、その後のフィードバックで、あのときなぜ止まったのかを確認します。

　10秒経っても受講者が動かない場合は、以下のような事態が想定されます。例えば、知識はあるけど、２つ(もしくは２つ以上)の選択肢で迷っているときは、コースで使用しているフリップボードやテキストを確認さ

せてから行動させるのもありでしょう。逆に、そもそも知識が不足していて動きが止まったときは、どれだけ待っても答えは出てきません。どうするのがよいか、ほかの受講者に振ってみるのも1つの手段です。もちろん、動きが止まった受講者に直接ヒントを出すのもよいでしょう。

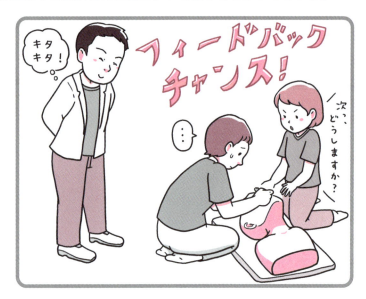

このように、フィードバックに活かせる場面や、指導者がタイミングよく合いの手を出さなければならない場面を見逃さないでください。そのためにはしっかりと受講者を観察することがいかに重要か、あなたならもうおわかりでしょう。

 観察は、フィードバックのためにある

BLSの指導での1コマです。

指導者は「人が目の前で倒れるところから、心肺蘇生を2分間するところまでやってみましょう。質の高い胸骨圧迫を意識してください」と受講者に目標を提示し、実技が始まりました。受講者はどことなく自信がなさ

そうに見えます。シナリオが始まると、受講者はやはり自信がなさそうに実技をしていましたが、質の高い胸骨圧迫もできていました。指導者は、受講者の背中側、ななめ後ろから「うんうん」と満足そうにうなずきながら観察していました。実技が終わり、フィードバックをしようとしたとき、受講者が指導者を見て、自信なさげにこう言いました。

「これでよかったんでしょうか？」

　せっかく上手に実技ができていたにもかかわらず、この受講者は満足感を得られませんでした。この例で、指導者はどういう行動をとるべきだったか、ここまで読んでいればおわかりですね。

　自信がなさそうな受講者だったからこそ、質の高い胸骨圧迫ができていた時点で即座に一言、ポジティブフィードバックをすべきでした。

「質の高い胸骨圧迫、ばっちりだね！」

　指導者のこの一言できっと、受講者は自信をもってその後の実技をすることができて、自信を深め、満足感も得たことでしょう。きっと、実際の場面でも自信をもって質の高い胸骨圧迫をできるようになったはずです。

　「観察する」といっても、ただ見ているだけではダメです。有効なフィードバックに活かすために、受講者の行動を観察してください。

この章のまとめ

- ☑ 提示した目標に沿った受講者の行動から観察する。
- ☑ 受講者を観察するときは、受講者が指導者を気にせず、かつ目標に沿った受講者の行動を確実に観察できる位置にいる。
- ☑ 指導者がしっかり観察していることが伝わると、受講者との信頼関係は強まる。
- ☑ フィードバックにつながる受講者の言動を見逃してはならない。

第2部　入門編

4章 コンセンサスや指導要綱を読み込む

> コンセンサスや指導要綱を読み込まずに
> コースの指導に行っていませんか？

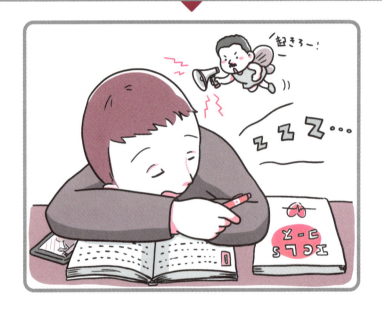

コンセンサス・指導要綱とは

　コンセンサスや指導要綱とは、どの指導者が指導しても、コースでの指導内容が同じになるように作成された"手引き"のことです。だって、同じICLSコースを受講しているのに、指導してくれた指導者によって教わった内容が違ったらおかしいですよね？

　指導内容が異なりがちな例をあげましょう。最初の波形診断がVFだったとき、すぐに電気ショックを行いますが、その電気ショックまでの間に胸骨圧迫をするか、しないか、です。ある指導者は、VFの波形診断後に、

胸骨圧迫を指示してから電気ショックにとりかかるよう指導しました。一方、別の指導者は、VFの波形診断後、電気ショックを何よりも優先して行うために、胸骨圧迫の指示を挟まず電気ショックにとりかかるよう指導しました。

このように指導者によって指導内容が異なると、たとえ細かい部分であっても、受講者は「どっちが正しいの？」となりますし、その後のコース内でも混乱する可能性があります。

このような事態を避けるために、上記の例でいえば「今回のコースでは、VFの波形診断後、胸骨圧迫の指示をしなくても迅速に電気ショックを行うことができるのであれば、あえて胸骨圧迫の指示には触れなくてもよい、と指導してください」といったことを示すのが、コンセンサスや指導要綱の役割なのです。

ICLSコースでは、開催地域や主催するディレクターによって、ガイドラインやコースガイドブックには記載されていない細かな部分の解釈や指導方法が異なることがあります。独自のコンセンサスや指導要綱を作成しているコースでは、この細かな部分を穴埋めしていることが多いです。ですから、指導者は、指導当日までに必ずコンセンサスや指導要綱を確認しましょう。そして、指導がスムーズになるように読み込みましょう。

指導要綱は何よりの睡眠薬、なんて思わないでくださいね（笑）。

コンセンサス・指導要綱を読んで、提示する目標を予習する

第2部では、指導者が受講者に何かをさせる前には、必ず明確な目標を提示すべき、と強調してきました。この目標を考えるときにも、コンセンサスや指導要綱の出番です。

私がディレクターを務めるICLSコースのコンセンサスでは、ステーションごとに受講者に習得させるべき目標を「必須指導項目」として記載しています。ステーションを任された指導者はこの必須指導項目の内容を網羅しておき、ステーション開始時に「ステーションの目標」として受講者に提示

します。例えば、モニター・電気ショックのステーションであれば、「①心停止の4つの波形を診断できる、②心停止の4つの波形のうち、電気ショック適応の波形がわかる、③モニター付き除細動器が使用できる、④安全かつ迅速かつ確実な電気ショックができる、この4つがこのステーションでの目標です」という具合です。

各ステーションで受講者に実技をさせる指導者は、今から行わせる実技は必須指導項目のどれに該当するかを考えて、それをより小さい項目に分解して目標を提示すればよいのです。そのステーションが終わるまでに、分解した必須指導項目のすべてを受講者が習得できれば、必然的に「ステーションの目標」、すなわち必須指導項目をクリアすることができます。これは、第2部1章で述べたとおりです。

経験豊富な指導者であっても、コース前には自分がその日に提示する目標をコンセンサスや指導要綱で確認しています。指導初心者であれば、言うまでもありませんね。コースで受講者に明確な目標提示をするためにも、コンセンサスや指導要綱を読み込んでおきましょう。

 コンセンサス・指導要綱の上手な使い方

コンセンサスや指導要綱には、ほかにも上手な活用法があります。

(1) コースのバイブルとして

いわずもがな、コンセンサスや指導要綱はコースの"バイブル"です。事前準備として予習をしているときに、「ここはわからないな」とか「この部分の指導はコースによって分かれるよな」と思ったら、必ずそのコースのコンセンサスや指導要綱を確認しましょう。私自身、予習段階で指導に迷う箇所があるときは、必ずコンセンサスや指導要綱を確認しています。

また、指導中に受講者から受けた質問に対して、すぐ返答できないこともあります。そんなときも「少しお調べして、あとでお答えします」と言って、コンセンサスや指導要綱を確認してから返答するようにしましょう。

（2）指導の手順書として

　コンセンサスや指導要綱には、コースでの指導の順番や、指導内容をどこまで掘り下げるのかなどが記載されているはずです。実際、そこに書かれている内容や順番に沿って、当日の指導にあたる場合がほとんどです。プラモデルやレゴブロックの作り方説明書のようなものですね。

　コース当日までの予習で、コンセンサスや指導要綱を読みながら、どの順番で、どんな内容を指導していくのかを、そして、それぞれの項目に対応する目標を想定しておきましょう。

この章のまとめ

- ☑ コンセンサスや指導要綱は、指導者の道標となるバイブルである。
- ☑ コンセンサスや指導要綱を使って準備・予習をしよう。
- ☑ コンセンサスや指導要綱は提示する目標を想定するのに役立つ。

第2部 | まとめ

ICLS指導者デビューしたら、何を差し置いても第2部で述べた4つのことをやりつづけましょう。

①コンセンサス、指導要綱を読んで、指導を担当する部分で提示する目標を準備する。
②指導のはじめに、明確な目標を提示する。
③受講者が実践中は、提示した目標に関する行動を観察する。
④フィードバックは、提示した目標に関する受講者の行動から始める。

この4つのステップを踏むだけで、ベテランの指導者からも「おっ、やるな」と評価されるでしょう。裏を返せば、この基本中の基本ができていない指導者のなんと多いことか…。実は、私がこの本を出版しようと思った最大の理由でもあります。

私がディレクターを務めたコースで指導デビューしたある指導者は、デビュー戦で自己紹介したのち、何も話せず直立不動で固まってしまいました。また、自分ではまったく指導ができず、ほかの指導者の話にうなずくばかりで、1グループ6人の受講者に加わった"7人目の受講者"と揶揄された指導初心者もいました。そんな指導初心者たちも、上記の4ステップを繰り返すうちに、今では各地のコースで頼りにされる指導者になっています。

自分のスタイルを確立するためにも、まずは4ステップで指導の基本の「型」を習得し、"できる指導者"になりましょう。はじめは上司からの指示で指導者デビューしたとしても、みんなから頼られると、きっと指導が楽しくなって、いつしかコースから離れられないカラダになりますよ。

コラム 3

努力の限界効用逓減の法則

「努力の限界効用逓減の法則」とは、初心者にとって努力は大きな見返りをもたらすが、上達するにつれて努力に伴う上達の効果が減っていく、という法則です。ネイト・シルバー氏がポーカープレイヤー時代の体験から提唱した「予測のパレート曲線」という理論をもとに、作家の橘玲氏が名付けました。具体的には、「20%の努力で80%の能力を獲得できる」というものとされ、ポーカー以外にもさまざまな分野で応用できます。

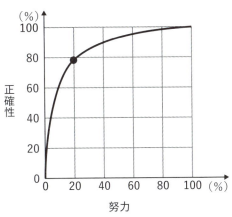

(橘玲「シンプルで合理的な人生設計」図32を引用)

　この法則は、ICLS指導にも当てはまると考えています。ICLS指導で必要なスキルの80%は、20%の努力で獲得できるのです。指導初心者ほど、正しい学びで指導力が伸びやすい傾向にあります。しかも、努力すべきなのは指導の基礎部分です。基礎部分というのは、もちろん第2部の入門編で述べた4つのことで、これらを徹底的にやり込めば、指導回数を重ねただけの指導者よりも優れた指導者になれることは明白です。しかし、この大事な基礎を教えてくれる指導者が周りにいなければ、伸び悩んでしまうのも事実です。ちなみに、本書における第2部の分量的な占有率も、実は20%程度になっています。

　なぜ、この法則をこのコラムで紹介しているか…。そうです。この先の第3部からは、"80%の努力で残りの20%の指導スキルを獲得していく"段階になります。ここまで到達したあなたにはぜひ、残り20%の獲得を目指して、第3部以降も読んでいただければと思います。

MEMO

第3部

中級編

認定インストラクターにふさわしい指導力を身につける

　第3部では中級編として、認定インストラクターにふさわしい指導力、すなわち「コースのどの部分を担当しても1人でこなせる」力を身につけるための話をしていきます。

　ICLSでは、アシスタントインストラクターとして以下の3つの要件を満たせば認定インストラクターが申請できます。

①「BLS」「モニター」「気道管理」での指導経験。

②日本救急医学会認定ICLS指導者養成ワークショップの受講。

③コースディレクター資格をもつ会員からの推薦をもらう。

　なお、①は、コース参加1回につき1つまで指導経験としてカウントされるので、最低3回のコース参加が必要です。1回で3つとも指導したからOKとはなりません。

　申請後、地区担当委員が審査を行い、認定されれば晴れて認定インストラクターとなります。

　しかし、本当の指導力は3回の指導経験と1回のワークショップ受講で身につくものではありません。名実ともに"ふさわしい指導力"を備えた認定インストラクターを目指しましょう。

第3部　中級編

1章 フィードバックするときの立ち位置と視線

> ほかの受講者をほったらかして、
> 1対1で話していませんか？

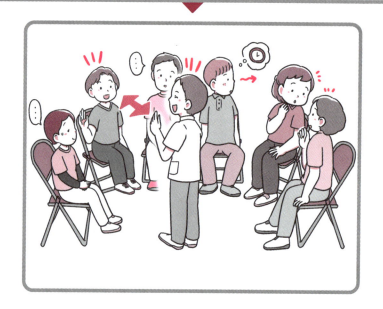

 ## フィードバックで1対1になる原因

　フィードバックをするとき、特定の受講者と1対1になってしまう原因は、ずばり指導者の立ち位置にあります。

　1対1のフィードバックになってしまう指導者は、**図4**に示すように、特定の、例えばリーダー役の受講者の目の前に立ってフィードバックをしてしまうことが多いのです。このような位置に立つと、少なくとも左端から2人の受講者は指導者の背面しか見えません。指導者からすればいないに等しい存在になってしまいます。もしその受講者たちがよそ見をしてい

ても、目の前の受講者に対するフィードバックで必死な指導者はまったく気づかないでしょう。

話す対象の相手にお尻を向けちゃダメですよね(笑)。

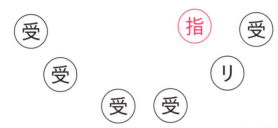

図4 1対1のフィードバックになってしまう立ち位置

② フィードバックで特定の受講者と 1対1になってはならない理由

前述したように、指導者がリーダー役の受講者の近くに立って、視線をその受講者だけに向けてフィードバックをしたら、ほかの受講者がフィードバックをほとんど聞いていなかったら、どんなデメリットがあるでしょうか？

私は、「今のシナリオの経験を、次のシナリオに活かすことができない」ことが、最大のデメリットだと考えます。

第2部1章で、小さな目標の達成を積み上げることで、そのステーションの大きな目標を達成できる、という話をしました。しかし、次のシナリオを実践するときに、受講者が前のシナリオのフィードバックを聞いていなければ、せっかくコンストラクティブフィードバックをしていても、同じ間違いを繰り返してしまうかもしれません。これが続くと、せっかくの6つのシナリオを経験しても、「0→1」を6回繰り返すだけになってしまいます。6つのシナリオ経験したら、「0→1」「1→2」「2→3」「3→4」「4→5」「5→6」となるのが理想です。

このように順番にステップアップしてもらうためには、受講者全員、真剣にフィードバックに耳を傾けてくれたほうがいいですよね。ですから、指導者は複数の受講者を対象にフィードバックをするとき、特定の受講者と1対1にならないよう気をつけましょう。

フィードバック時の理想の立ち位置

　では、特定の受講者と1対1にならないように、指導者はどんな立ち位置でフィードバックをすべきでしょうか。
　理想の立ち位置の条件は次の3つです。

> **フィードバック時の理想の立ち位置**
> ▶ 受講者全員が指導者の顔を見ることができる。
> ▶ 指導者の声がはっきりと受講者に聞こえる。
> ▶ 指導者が受講者全員に視線を送ることができる。

　そして、このような理想の立ち位置の条件を満たすのが、「扇の要」の位置になります（図5）。

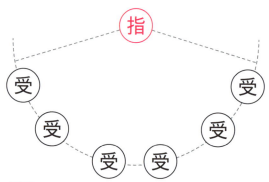

図5 フィードバック時の理想の立ち位置（扇の要）

シナリオ開始時に目標を提示するときや、シナリオ終了後のフィードバックのとき、受講者は図5のように円弧状に座っていると思います。指導者がこの"要"の位置に立てば、両端に座っている受講者からも常に話している指導者が見えて、声もはっきりと聞こえるでしょう。指導者からしても、話しながら顔の向きを少し左右に変えるだけで、両端の受講者にも視線を送ることができます。

　このように、フィードバックに入る前に、自分の立ち位置が適切かどうかを確認しましょう。受講者から少し離れるのがポイントです。

　一方、コース中には指導者と受講者の距離が近くならざるを得ない場面もあります。そのようなときの対処法も考えてみましょう。

　例えば、BLSの子ブースで1対3だけど距離が近いときや、モニター・除細動ステーションで1対6なのに全員が密集しているときには、受講者と指導者で"円"を作ることを意識します（図6）。円のなかに指導者も入れば、顔を左右に振るだけで受講者全員を見ることができます。

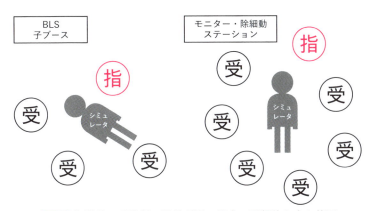

図6　指導者と受講者の距離が近い場合の理想的な立ち位置

指導者から受講者に視線を送る効果

　フィードバックをするとき、指導者は前述したような立ち位置で、受講者を自分の死角に入れないように、いつでも各受講者に視線を送れるように意識しましょう。

　人は、話し手から視線を送られると「自分にも話をしてくれているんだ」とか「自分も相手から意識されているんだ」と感じ、話し手の声に耳を傾けます。つまり、指導者が話をしている途中で時々顔を左右に振るだけで、「受講者全員に対してフィードバックしているんだよ」というメッセージを送ることができるのです。講演会などでも、演者が自分のほうを向いて喋っていたり、目が合ったりすると、自分に語りかけてくれているように感じますよね。

　逆に、フィードバックをしている指導者が特定の受講者ばかりを見ていると、視線を送られていない受講者は話を真剣に聞かなかったり、よそ見をしたり、ほかのことを考えてしまうものです。ましてや、話をしている指導者が顔を上げずに床や手元のメモばかりを見ていたり、天を仰いでいるなんてのは論外です。

　フィードバックをするとき、経験の浅い指導者ほどリーダー役の受講者だけに視線を注ぎがちですから気をつけましょう。

この章のまとめ

- ☑ フィードバックをする前に、自分の立ち位置を意識する。
- ☑ フィードバックが1対1になってしまう最大の原因は、指導者の立ち位置が受講者に近すぎること。
- ☑ 指導者の理想の立ち位置は、受講者全員に視線を送れる位置。

MEMO

第3部 中級編

2章 時間管理

> 時間ギチギチのスケジュールを組んでいませんか？

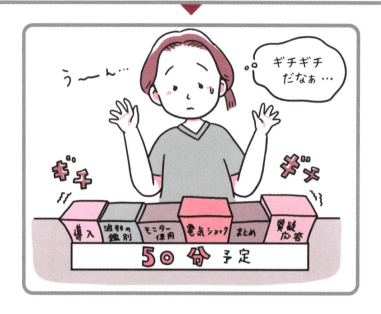

① 時間管理でよくある３つの悩みと、意識すべき３つのコツ

指導時の時間管理に関する悩みで多いと思われるのが、次の３つです。
①いつも５分以上時間を余らせてしまう。
②いつも時間が足りなくて、最後バタバタしてしまう。
③準備してきた計画どおりに進行できない。

もしあなたがある程度指導を経験しているようであれば、このようなことに悩んだことがあるのでは？　実は私も②の悩み、時間が足りなくなって最後、指導すべき内容を早口で詰め込んでしまう時期がありました。

これらの悩みを解決するために考え出した、今も意識している時間管理のコツが3つあります。

> **時間管理の3つのコツ**
> ▶ 中間点を意識する。
> ▶ 余白の時間を計画に入れておく。
> ▶ 時間が余ったときに何をするか、あらかじめ決めておく。

　この3つのことを意識すれば、時間管理がぐっと楽になります。

 時間管理の実践

　今回、あなたはモニター・電気ショックを50分で指導するステーションの指導を任されました。ステーションで指導すべき必須項目は以下のとおりです。

- 心停止の4つの波形(リズム)を鑑別(診断)できる。
- モニター付き除細動器を使用できる。
- VF/Pulseless VT で早期除細動の必要性と電気ショックのエネルギーを説明できる。
- 安全で迅速な電気ショックが実行できる。

　これらの指導を、どのように時間を管理して行うか、計画を考えてみてください。与えられた50分のなかで、以下のように組み立てることが多いのではないでしょうか。

　導入：5分→モニター付き除細動器の使用方法と心停止の波形診断：10分→パドルでの電気ショック：20分→パッドでの電気ショック：10分→まとめ・質疑応答：5分

準備の段階で計画を立てておくのは、時間管理の観点で非常に大事です。ただし、この計画には弱点があります。例えば、パドルでの電気ショックがなかなかできない受講者がいて、そこで25分使ってしまったらどうしましょう？　その後のどこかの工程で巻くしかありません。

　では、この50分間の計画を、先ほどの３つのコツを用いて改善してみましょう。

（１）中間点を意識する

　自分に与えられた時間のちょうど中間点で、どこまで進んでいる計画だったかを意識しましょう。前述の例でいえば、持ち時間が50分なので、開始から25分経過したときにどのあたりまで指導を進めている計画だったか、ですね。

　具体的には、「導入と、モニター付き除細動器を使用する実践と心停止の波形診断の知識確認を終えて、パドルでの電気ショックを全員が１回ずつ実践するくらいで、25分経過しているかな」といった感じです。

　中間点でこれより先に進んでいれば、後半をゆっくりじっくり進行することもできるし、パドル／パッドでの電気ショックをもう１回ずつ実践させることも可能です。逆に中間点でこれより遅れていれば、後半は少し巻いて進める必要があるし、場合によってはパッドでの除細動は３人しかできないかもしれない、といったことも考える必要があります。

　中間点にチェックポイントを設けて、後半の進行スピードを変化させると、指導全体を計画どおりに終えられる可能性がぐっと高まります。

（２）余白の時間を計画に入れておく

　中間点で計画より遅れているとき、上記のように巻いて進める、もしくは手技の実践人数を減らすのも手段ではありますが、できればやりたくないですよね。このときに、そもそも計画が時間ギチギチだと、進行が遅れた時点で焦りが生じてしまいます。遅れても焦らないようにするために、数分の余白をあらかじめ計画に組み込んでおきましょう。

例えば、先ほどの50分の計画を少し改編して、導入を3分、まとめ・質疑応答を2分に減らすと、余白の時間が生まれます。

　導入：3分→モニター付き除細動器の使用方法と心停止の波形診断：10分→パドルでの電気ショック：20分→パッドでの電気ショック：10分→まとめ・質疑応答：2分（＋余白の時間：5分）

　余白の時間があれば、もしパドルでの電気ショックに手間取って25分使ってしまっても余白の5分で穴埋めすることができ、パッドでの電気ショックとまとめ・質疑応答は計画どおりに進行できます。また、自分が導入で5分話してしまっても、余白の時間が3分になるだけなので、慌てずに進めることが可能です。
　余白の時間は、時間の余裕だけでなく、指導者であるあなたの精神的な余裕にもつながるでしょう。

（3）時間が余ったときに何をするか、あらかじめ決めておく

　さて、余白の時間を含んだ計画を組んで臨みましたが、受講者の出来が優秀でスムーズに進行し、余白の時間も使わずにすみました。このような状況も想定して、逆に時間が余ったときに何をするか、あらかじめ決めておくとよいでしょう。
　具体的には、以下のように余った時間に合わせて自分の指導することをあらかじめ決めておきます。
　「7分余ったら、パドルでの電気ショックをもう1回ずつやってもらおうかな」
　「3分早く進んでいるから、まとめのときは双方向の質問形式で知識の定着を確認しようかな」
　もちろん、受講者が優秀だったから必須指導項目ではなくオプションの項目をやる、というものありです。私の場合、受講者のなかに医師がいてある程度時間の余裕があるときは、経皮ペーシングについて指導することもあります。

時間が余ることもあるかもしれない、と事前に想定しておけば、時間をただ余らせることなく、受講者に有益な時間を過ごしてもらえます。想定していないと、急に時間が余って「どうしよう、どうしよう、えーい、もう終わっちゃえ」となっちゃうでしょ？（笑）

 ## 時間管理のコツはさまざまな場面で活かせる

　時間管理の３つのコツは、講演でも、講義でも、プレゼンテーションでも、活かすことができます。60分の講演だろうと、３分のプレゼンテーションだろうと、30秒の自己紹介だろうと、考え方は同じです。

　３分のプレゼンテーションなら、１分30秒までにどこまで喋るか決めておけばよいのです。

　30秒の自己紹介なら、３秒の余白時間を設けておくことで余裕ができます。

　60分の講演で５分時間が余ったなら、最後にもう一度、自分の一番伝えたいメッセージを身振り付きで話せます。

　上手な話し手（＝指導者）は、無為に時間を余らせることなく、聞き手（＝受講者）に最大限の機会（＝指導）を提供します。

この章のまとめ

☑ 指導中の時間管理では、中間点を意識する。
☑ 余白の時間をあらかじめ計画に組み込んでおく。
☑ 時間が余ったときに何をするかはあらかじめ決めておく。

MEMO

第3部　中級編

3章 シナリオの進め方

> シナリオ中、受講者を無理に誘導していませんか？

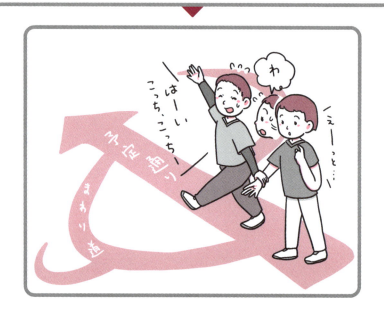

① シナリオ進行でよくある３つの悩み

シナリオ進行に関する悩みで多いと思われるのが、次の３つです。

①どうやってシナリオを進めればよいのかわからない。
②シナリオ中、ずっと喋ってしまう。
③受講者の動きが自分の想定から外れると不安で仕方がない。

とくに、自分が出したシナリオ中に受講者が想定と違う動きをしたら、必死に声かけをして、何とか正しい行動をさせていませんか？

実は、そんなことしなくてよいのです。そもそも、受講者が完璧にシナリオをこなせるのなら、コースを受講する必要はありません。

 上手なシナリオ進行のポイント

優れた指導者がシナリオ中にやっていることは、1つだけ。

受講者全員の言動を注意深く観察すること、です。

上手な指導者ほど、シナリオ中に余計な言葉を発しません。必要な情報を、適切なタイミングで、受講者に伝えます。それ以外は無駄に喋らず、少し離れた位置から全員の動きを観察し、フィードバックにつなげていきます。

例外として、受講者が絶対にやってはならないこと、禁忌とされる行動をしそうになった、したときには即時介入します。これは、第2部2章のフィードバックの話でも述べたとおりです。例えば、PEAと波形診断したのに電気ショックをしようとしたときや、電気ショックをする際に空中充電したときなどは、絶対に即時介入です。

 シナリオ進行の基本

第2部(入門編)で述べたことの振り返りも含めて、実際のシナリオ進行の基本を確認しましょう。

シナリオを開始する前に明確な目標を提示し、状況設定を受講者全員に伝えたら、シナリオの実践に移ります。

前述のとおり、シナリオ中は指導者として必要な進行を行う(例えば、カルテの内容や身体所見、検査結果を伝えるなど)以外は、余計な声かけをせず、じっと受講者を観察します。受講者の邪魔にならず、全体を俯瞰

できる少し離れた位置が理想でしょう。必要な情報を伝えるときには、すっと受講者のそばに移動します。

　もし、シナリオ中に受講者の動きが止まっても、少し待ちましょう。静かな雰囲気に耐えられない気持ちはわかりますが、すぐに声をかけてはいけません。受講者は必死に「次どうするんだっけ？」とか「次はこれだったかな？」と考えているかもしれません。「今から動くつもりだったのに…」なんて受講者に思わせたら、指導者として最低です。あなたも、自分がやろうとしたときに指導者にアレコレ言われて悲しくなったこと、ありませんか？

　このように、シナリオ中に受講者を観察し、フィードバックすべき点を確認して、終了後に受講者全員に対してフィードバックをしたら、そのシナリオは終了です。

　では、より具体的にシナリオの進行例をみてみましょう。

 ## シナリオ進行例―その1

　VF/Pulseless VT のステーションで、2人目の受講者がリーダーとして実践する場面です。
　※指：指導者。リ：リーダー役の受講者、受：ほかの受講者

　指：○○さん、今回のシナリオではVFのアルゴリズムの実践を目標にやっていきましょう。65歳の男性、三重一郎さんが「胸が痛い」と言ってナースコールしてきました。訪室してみたところ、呼びかけに反応しません。では、始めてください。
　リ：わかりました。（患者の肩を叩きながら）三重さん、三重さん、わかりますか？
　〜〜〜シナリオ中（観察）〜〜〜

リ：この患者さんのカルテはありますか？ 併存疾患や病歴を教えてください。
指：高血圧と糖尿病で内服治療中でした。今回は労作時に胸痛があるということで、精査目的の入院とカルテ記載があります。
〜〜〜シナリオ中（観察）〜〜〜

シナリオ終了。
指：（フィードバックが始まる。）目標は VF のアルゴリズムの実践でした。○○さん、アルゴリズムどおりにできましたか？

このように、優れた指導者はシナリオの進行を除いて、受講者の言動をしっかりと観察します。ただ見守るだけではなく、積極的に観察しているのです。受講者の言動をしっかり観察しているからこそ、必要な状況設定に関する情報を適切なタイミングで提供できますし、シナリオ後の適切なフィードバックもできるようになります。

 シナリオ進行例—その 2

次に、よく遭遇する"指導者泣かせ"な場面の例をみてみましょう。
PEA/Asystole のステーションで、3 人目の受講者がリーダーとして実践する場面です。

指：○○さん、今回のシナリオでは PEA に陥った原因検索を目標にやっていきましょう。65 歳の男性、三重一郎さんがトイレから出てきたところで、自分の目の前で倒れました。では、始めてください。
リ：わかりました。（患者の肩を叩きながら）三重さん、三重さん、わかりますか？
〜〜〜シナリオ中（観察）〜〜〜

リ：(モニター装着が終わり)PEA です。PEA のアルゴリズムで進めます。
～～～シナリオ中(観察)～～～
受講者たちが全員黙ったまま、動かなくなってしまった。

指：(声をかけたほうがいいかな…、でも考えている最中かもしれない)
と思い、少し待つことに。
～～～シナリオ中(観察)～～～
20秒待ったが、受講者は動かない。

こんなとき、あなたならどうしますか？
リーダー役の受講者に「いま、何を考えていますか？」「いま、何で悩ん
でいますか？」などと尋ね、状況の確認をするのは1つの手段です。ただし、
リーダーに直接声をかけると、受講者全員が話しかけた指導者に注目して
しまう可能性が高く、シナリオがいったん途切れてしまうというデメリッ
トもあります。
こんなとき私なら、リーダー役ではないほかの受講者1人に、「リーダー
が何か困っているので助けてあげてください」とこっそり耳打ちをします。
この手段には、シナリオの流れを切らず、かつ受講者にチーム医療を意識
させられるという2つのメリットがあります。

指：(リーダー役とは別の受講者にこっそりと)リーダーが何か困ってい
るので、助けてあげられますか？
受：カルテには何て書いてあるんでしたか？
リ：カルテを持ってきてください。
指：カルテを持ってきました。貧血の精査で緊急入院したと書いてあり
ます。
リ：トイレでの目撃者や担当の看護師さんはいませんか？

このように、指導者がリーダー以外の受講者に耳打ちすることで、チームメンバーの受講者から提案がなされ、リーダーが指示を出せるようになることがあります。これらの行動は、実際の現場のチーム医療で実践すべき内容そのままでもあります。指導者の介入は最小限で、シナリオの流れも切れていないことも、わかっていただけると思います。

 誘導、ダメ。ゼッタイ。

　シナリオの進め方で、絶対にやってはならないことがあります。絶対にやってはならないのに、実際のコースではよく見かける手法です。
　それは、指導者が受講者を誘導しながらシナリオを進めることです。
　経験の浅い指導者や、指導に自信のない指導者ほど、間違えずにシナリオを進めてほしいという思いから、無意識のうちにやってしまう進め方だと思います。なぜ、シナリオを進めるときに受講者を誘導してはならないのか、考えてみましょう。

ICLS コースの受講者の最終目標は、普段の臨床現場で突然の心停止に遭遇したときに、適切に対応できるようになることです。決して、その日のコース中に失敗せずシナリオをこなすことではありません。指導者に誘導されてどんなに正しくシナリオを実践できても、臨床現場でそれが実践できないようであれば、コースを受講した意味はまったくないのです。

　コースでは指導者がつきっきりで教えることができますが、実際の臨床現場に指導者が24時間365日つきっきりでいることは、当然ながら、不可能です。

　では、シナリオ中の指導者の言動が「誘導」になっている例をみていきましょう。

それ、シナリオの「誘導」になってます

- ▶ 受講者の動きが止まるとすぐに「次は〇〇するんじゃなかったですか?」と話しかける。
- ▶ 1つの行動が終わるか終わらないかのうちに、次にやるべきことを話している。
- ▶ 受講者が間違えたらすぐに「それはアルゴリズムどおりですか?」など修正を入れる。
- ▶ 沈黙に耐えられず、常に受講者に何かしら話しかけている。

　ここで胸に刻んでほしいのは、受講者には考える時間が必要だということです。あなたも「次は何をするんだっけ?」と考えてから行動に移すこと、ありますよね?　前述したとおり、受講者の動きが止まったときには、「次に何をするか」を考えている可能性をまず考えましょう。

　指導に自信がない指導者が受講者を誘導してしまう一番の要因は、「受講者の行動が自分の想定から外れることを何より恐れている」ことです。だから、受講者の行動が自分の想定を外れないように、道を外れたら(外れそうになったら)無理やりにでももとの道に戻るように、誘導してしまうケースがほとんどだと思われます。

断言しておきますが、「シナリオを完璧にこなすことができた」＝「現場でも同じようにうまくできるはず」というのは、指導者の願望です。ICLSコースのようなシミュレーションコースのよい点は「間違えても患者に不利益は生じない」ということです。むしろ、シミュレーションで間違えて知識や技術を修正し、実際の臨床現場では正しい行動ができるようになるのが、シミュレーションコースの理想的なあり方です。

　指導者として「誘導」しなくてもシナリオを上手に進行できるようになるためには、フィードバック力を磨くに限ります。受講者がシナリオを完璧にこなせなかった場合でも、あるいは、シナリオ中に間違いがあぶりだされた場合でも、その後のフィードバックで受講者の次の行動を変える自信があれば、シナリオ中の「誘導」は不要になります。

この章のまとめ

☑ シナリオ中は、受講者全員の言動を注意深く観察する。

☑ 指導者はシナリオに必要な進行以外、余計なことは喋らない。

☑ シナリオ中に絶対やってはならないのは、「誘導」である。

第3部 中級編

4章 受講者からの質問への対応

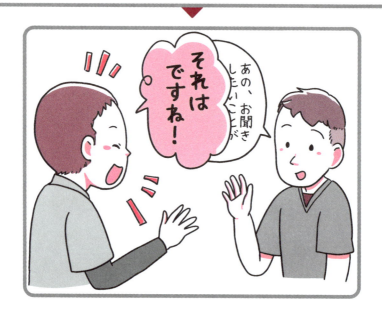

質問されたらすぐに回答していませんか？

① 質問対応でよくある3つの悩み

　受講者からの質問、できればしてほしくないと考える指導者は少なくないようです。そんな指導者からは、次のような悩みをよく耳にします。

①答えられないことを質問されたらどうしようと不安になる。
②受講者からの質問にどう対応したらよいのかわからない。
③実際に受講者から質問されて返答できなかったことがある。

受講者から質問をされたら、指導者として全部完璧に答えなければならないと、強迫観念に近い考えをもっている方もいるかもしれません。たしかに、そう考えると①〜③のような悩みを抱えて、不安な気持ちで指導することになってしまいます。でも、安心してください。上手な対応法を知っていれば、必要以上に受講者の質問を恐れる必要はありません。

 受講者からの質問への対応例

　まず、受講者からの質問への上手な対応例をあげてみます。
　どこに質問対応のポイントがあるか、考えながらみてみましょう。
　※指：指導者、受：受講者

　受1：モニター付き除細動器が届いて最初の波形診断がVFだったときに、電気ショックをするまでの間、胸骨圧迫を指示したほうがいいですか？
　指：受講者1さんはどう思いますか？
　受1：したほうがいいかなと思っています。
　指：それはなぜですか？
　受1：胸骨圧迫の中断時間は最小限にすべきだからです。
　指：では、受講者2さんはどう思いますか？
　受2：私は、胸骨圧迫の指示はしないかなって思います。
　指：なぜでしょうか？
　受2：VFに対して一番有効なのは胸骨圧迫じゃなくて電気ショックです。だから、一刻も早く電気ショックをすべきだと思います。
　指：意見が分かれましたね。ほかのみなさんはどう考えますか？

　指導者は必要以上に喋らず、まず質問者に考えさせて、さらに受講者同士で考えさせるよう誘導し、理解を促しています。
　では、このような対応のポイントについてまとめていきましょう。

上手な質問対応のポイント

受講者からの質問への上手な対応のポイントは次の3つです。

> **質問対応のポイント**
> ▶ 質問返しをする。
> ▶ 受講者同士に考えてもらう。
> ▶ 「なぜ？」と問う。

（1）質問返しをする

　質問に質問で返す、いわゆる「オウム返し」です。普段の会話なら嫌がられる手法ですが、コース指導ではむしろ効果的です。例えば、「○○のとき、××するんですか？」と質問されたら、「あなたならその場面で××しますか？」と返します。「○○のとき、どうしたらいいんでしょうか？」と質問されたら、「あなたならどうしますか？」と返します。

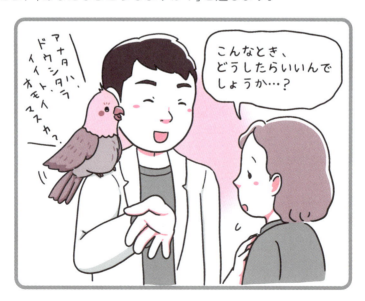

質問返しをされた受講者は、自分で質問の答えを考えるか、あらかじめ考えていた自分なりの答えを話してくれます。そうすることで、指導者は受講者がどこまで考えているのか、どう考えているのか、相手の理解度や考えを確認することができます。まずは相手の考えを引き出すために、「オウム返し」をしてみましょう。

（2）受講者同士に考えてもらう

　質問返しで質問者の理解度や考えを確認したら、次は受講者同士で考えてもらいましょう。

　例えば、「こうこうこういう質問があって、質問した方はこう考えています。ほかのみなさんはどうですか？　同じ意見ですか？　違う意見の方はいますか？」と、ほかの受講者に視線を送りながら、話しかけます。

　ほかの受講者も巻き込むことで、受講者たちが考えた結論を質問の終着点にできます。この終着点は、受講者たち自身が導き出した結論なので記憶にも残りやすく、受け入れやすいというメリットがあります。また、終着点が明らかに間違っているといった場合を除いて修正する必要もないので、指導者も楽ができます（笑）。

（3）「なぜ？」と問う

　受講者たちがまとめた考えが正しくても正しくなくても、「なぜそう考えましたか？」と尋ねましょう。考えの根拠まで知ることで、受講者の不明点がより明確になります。最初に質問をした受講者も回答の根拠まで知ることで、より理解しやすく、記憶に定着しやすくなります。成人は、正しい方法を知っただけではなかなか行動に移せません。理由まで腹落ちして初めてやる気になるという説もあります。

　また、「なぜ？」と問いかける手法は、受講者から質問を受けたときだけでなく、指導者から受講者に質問を投げかけて回答を聞いた後に用いるのも効果的です。当てずっぽうで結論だけ当たっていたのか、根拠も含めて正しい理解ができているのか、確認できるからです。

3

中級編
④

質問されたときに気をつけるべきこと

受講者から質問されたとき、次の3つのことには気をつけてください。

> **質問されたら気をつけて！**
> ▶ いきなり回答しない。
> ▶ 正しいことを伝える。
> ▶ わからないときはディレクターやブースリーダーに確認する。

（1）いきなり回答しない

　受講者の質問に対して、指導者はいきなり正解を伝えるのではなく、まず受講者の考えを聞きましょう。前述のとおり、質問した受講者の考えを聞いたり、受講者同士で考えてもらうほうが、多くのメリットがあります。経験の浅い指導者ほど即座に真っ向から回答してしまう傾向にありますが、まずは受講者たちの意見を聞くことが重要です。

　残り時間がわずかで受講者に考えさせる時間がない場合や、質問が難しすぎて受講者同士で議論させるには無理がある場合など、例外的な状況を除いて、質問にはいきなり回答しないよう心がけましょう。

（2）正しいことを伝える

　言うまでもなく、指導者がコースで間違った回答をしてしまうと、実際の現場で間違ったことが実行されてしまう可能性があります。これだけは絶対に避けなければなりません。

　回答に自信がないときは無理をせず、「一度お調べして、あとでお答えします」とか「ほかの指導者にも相談して、あとでお答えします」などと返事をしましょう。あとになってもよいので、受講者には必ず正しいことを伝えてください。

　指導者も人間です。わからないこともあります。わからないことははっきりと「わからない」と伝えましょう。最後の手段として「わからない」と回

答してもいいんだと思っておけば、質問に対する恐怖心や不安も和らぎますよね。

（3）わからないときはディレクターやブースリーダーに確認する

　質問への回答がわからないときは、ほかの指導者を頼りましょう。自分より経験のある指導者や、自分より責任ある立場の指導者を存分に頼ってください。回答をごまかしたり、はぐらかしたりしてはいけません。そのような行動を指導者がとってしまうと受講者との信頼関係が崩れ、指導に影響が出ますので、絶対にやめましょう。

3

中級編④

この章のまとめ

☑ 受講者から質問を受けたら、いきなり回答はしない。

☑ 質問返しをしたり、その返答の理由・根拠を問うことで、受講者同士で考えて結論を出せるよう導く。

☑ 質問に対してはぐらかす、ごまかすといった不誠実な対応は絶対にしてはならない。

第3部　中級編

5章 シナリオ中に介入するか、スルーするかの判断

> 介入すべきか迷っているうちに
> シナリオが終わった経験、ありませんか？

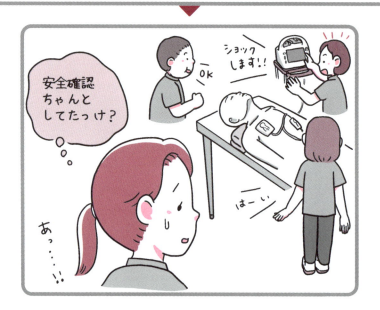

 シナリオ中に、即時介入すべきか否か…

　シナリオ中、受講者に介入すべきか迷う場面ってありますよね。
　「あ、介入しようかな。終わってからフィードバックのときでもいいかな？」と迷っているうちにもシナリオは進んでいきます。介入するタイミングを逸したままシナリオは終了し、フィードバックする時間に。フィードバックが終わった後も、さらにはコースが終わった後でも、「あぁ、あの場面はシナリオ中に介入すべきだったんだろうか？」とモヤモヤするのは、コースで指導をしていれば多くの人が経験します。

かくいう私もそんな経験、たくさんしてきています。このような悩みは、自分のなかに確固たる"介入の基準"を設けることで解決します。そこで、必ず即時介入すべき場面、スルーしてもよい場面、やってはならない介入について、それぞれ考えていきましょう。

 必ず即時介入すべき場面

　シナリオ中でも絶対に介入すべき基準は、「禁忌とされる行動をしたか」です。第2部2章と第3部3章でも述べましたが、受講者が禁忌とされる行動をしたとき、指導者は「介入すべきかどうか」を迷ってはいけません。即時、介入です。

　禁忌とされる行動を指導者がスルーしてしまうと、受講者は「続けてもいいんだ」と思い、臨床現場でも同じような禁忌とされる行動をとってしまう可能性があります。シナリオ中でも指導者が即時介入することで、「これは絶対にやってはいけないんだ」という意識をもたせましょう。

　禁忌とされる行動の具体例としては次のようなものがあります。

> **こんなときは即時介入！**
> ▶ PEA や Asystole の波形診断で電気ショックをした。
> ▶ 電気ショックの際に空中充電をした。
> ▶ 胸骨圧迫の中断時間が長くなっている（10秒以上経過）。　など

　臨床現場でこのような行動をとれば、取り返しのつかないことになるのはわかりますよね。ですから、受講者がこのようなことをしたら、「ストップ！」と言ってシナリオをいったん中断し、指導者が介入しましょう。

　ちなみに、胸骨圧迫の中断が長くなってきたときに指導者が「11、12、13…」とカウントをすると、受講者が条件反射のように胸骨圧迫を再開するというのは、ICLS あるあるです（笑）。

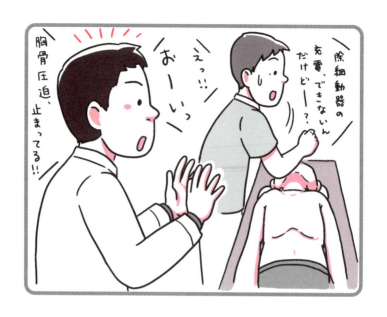

③ シナリオ中はスルーしてもよい場面

　シナリオ中には介入せずスルーしてもよい場面の基本的な考え方は、先ほどと逆。つまり、受講者が禁忌とされる行動をしていなければ、その場ではスルーしても大丈夫ということです。とくに、受講者がとった行動の客観的証拠が残っている場面では、シナリオ終了後（実技終了後）にフィードバックで振り返ることができます。

　例えば、アルゴリズムで薬剤投与のタイミングが間違っていたとしても、シナリオの経過記録をみれば、どのタイミングでどの薬剤がどのくらいの量、投与されたかはハッキリしています。また、AEDでパッドを貼る位置が間違っていたら、終了後に貼付位置を見れば確認できます。このように、記録などの客観的証拠をあとから受講者全員で見直してフィードバックできるときは、シナリオ中はスルーしても問題ありません。

　シナリオを通した実践で学ぶメリットは、時間経過や実際の動き、受講者同士の連携などを肌で感じることです。しかし、指導者の介入が多くなればなるほどシナリオは中断され、何をやっているのか受講者がわかりづ

らくなってしまいます。そのため私は、シナリオ中に気になる点があってもできるだけ遮らずに観察し、その後のフィードバックで振り返るようにしています。そのためには、振り返りに漏れがないよう、フィードバックする項目をしっかり記憶（時には記録やメモ）しておくことが重要です。

介入が「誘導」にならないよう注意する

　シナリオ中に必要以上に介入しないほうがよい理由は、ほかにもあります。受講者が間違えたからといってシナリオ中に即座に介入すれば、それは第3部3章でやってはならないこととして強調した「誘導」と同じになるからです。シミュレーション教育の実技で受講者が間違えるのは、むしろよいことです。シミュレーションのなかで間違った行動を認識しておけば、実際の現場では間違えずに行動できるようになるはずです。

　このことからもやはり、禁忌とされる行動をとっていなければ、間違いがあってもその場で指導者が介入して正しい行動をさせるのではなく、シナリオ終了後のフィードバックで間違いを確認するようにします。「なぜ間違えてしまったのか？」「何を考えてそのように行動したのか？」を受講者同士で議論してもらい、解決策を出しながら次の課題としてあげ、もう一度実技をしてもらいましょう。次のシナリオで受講者が正しい行動をできれば、もちろんすかさずポジティブフィードバックです！

この章のまとめ

- ☑ 受講者が禁忌とされる行動をしたときは、シナリオ中であっても即時介入する。
- ☑ 受講者が禁忌とされる行動をしていなければ、基本的にシナリオ中は介入しない。
- ☑ 禁忌以外の間違いに即時介入して正しい行動を強いるのは「誘導」と同じで、絶対にやってはならない。

第3部　中級編

6章 指導者としての目標設定と振り返り

> よくわからずにコースに指導参加して、
> 終わった後もそのままにしていませんか？

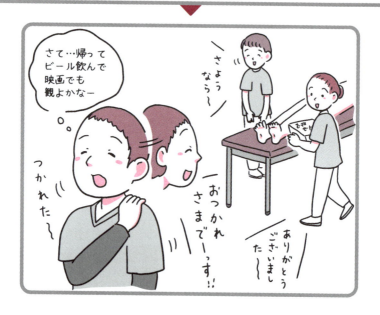

 指導者として成長できていますか？

　あなたは、指導者として自分の指導スキルが上達していると感じていますか？

　不安な気持ちを抱きながらコースに参加し、緊張しつつ何とか当日の指導をこなす。指導がこれでよかったのか、モヤモヤ感はあるものの、コースが終わった解放感が勝って細かいことは考えず、忘れてしまう…。これでは、指導スキルの上達を感じることはなかなかできませんし、実際の上達にもつながりません。

成長を実感し、指導の充実感を得るためには、まず指導者として成長する方法を知る必要があります。この章では、このことについて考えていきましょう。

指導者として成長するためにやるべき3つのこと

　指導者として自分を成長させるために、コースの参加前後に次の3つのことをするようにしましょう。

> **指導者としての成長のためにやるべきこと**
> ▶ コース前に、指導者としての目標を立てる。
> ▶ 目標に沿ってコースの事前準備をする。
> ▶ 目標を達成できたか、コース後に振り返る。

　そうです。これらは第2部の入門編で述べた指導の基礎、「目標掲示」「事前準備」「フィードバック」を指導者であるあなた自身に当てはめているだけです。この3つを、コースに指導参加するたびに繰り返していけば、指導スキルのレベルアップが実感できるはずです。
　では、それぞれを具体的にみていきましょう。

指導者としての目標を立てる

　指導の際、受講者に明確な目標を掲示するのと同じように、指導者としての自分に対して目標を立てます。
　目標は、自分のコース指導経験や指導の実力を踏まえて考えます。初めての指導であれば、「笑顔で1日がんばる」とか、それまであまり人前で話す機会がなかったのであれば「大きな声ではっきりと喋る」といった目標でもよいでしょう。

3～4回目までの指導参加では、「受講者に対して必ず目標を提示し、それに沿ったフィードバックをする」といった、第2部で述べた入門的な目標を設定します。実際、三重ACLSに参加した経験の浅い指導者は、そのような目標を立ててくることが多かったです。

　第2部で述べた指導スキルがある程度身についたら（目標掲示をしないと気持ち悪く感じるレベルになったら）、時間管理や、シナリオ中のポジティブフィードバックなど、より高度なスキルを目標にしましょう。

　自分で立てた目標を、コース前にディレクターやブースリーダーに伝えておくのもいいですよ。コースの終了後に、あなたが目標を達成できていたか、できていなければ何が足りていなかったのか、どうしたら改善できるのか、などについて、ディレクターやブースリーダーからフィードバックしてもらいやすくなります。

 ## ④ 目標に沿ってコースの事前準備をする

　「コースに臨む目標を立てたから、それでおしまい！」というわけにはいかないでしょう。指導者としての自分の目標を立てたら、それを達成できるように念入りに準備をします。

　前述した「受講者に対して必ず目標を提示し、それに沿ったフィードバックをする」を目標にしたのであれば、自分の担当部分で提示する目標をあらかじめ考えておくべきでしょう。その目標を受講者に伝えるために話すスピードや抑揚を練習する必要もあるかもしれません。また、受講者の行動を想定して、それに対するフィードバックも考えておけば、実際のコースで慌てませんよね。

　しっかりと事前準備をしていれば、目標の50％は達成したも同然です。また、準備をできるだけ入念にしておくことは、コース後の振り返りにも深くかかわってきます。

⑤ 目標を達成できたか振り返る

　コース前に立てた目標は、コース後に必ず自分でも振り返りましょう。まずは達成できたのか、できなかったのか。達成できていたら、自分を褒めましょう。何よりも褒めましょう。「私ってすごい！」と。そして、達成できた要因も考えるとさらによいです。指導者としてのあなたにもポジティブフィードバックは必要で、きっとよい方向に作用するでしょう。

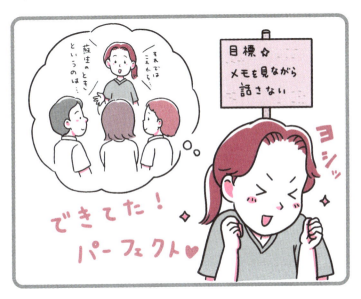

　目標を達成できなかった場合は、なぜできなかったのかを考えます。「目標設定が高すぎた？」「準備が足りなかった？」「実践の場で準備してきたことが出せなかった？」など、色々な原因が思いつくでしょう。
　このとき、自分ではコントロールできない他人の行動要因は考えてはいけません。それらは、次の指導機会に自分で改善することができないからです。次にどう変えたら目標を達成できそうか、を考えます。もちろん、目標設定が高すぎたと考えたのなら、次は目標設定自体を低くするというのも OK です。

「振り返り」というと、つい反省の弁を述べたくなってしまいますが、できたことを素直に褒めるのも大事な振り返りです。できたことはできたままに、できなかったことは次の機会に改善していきましょう。コース時には受講者にしていたポジティブフィードバックとコンストラクティブフィードバックを、コース後は自分にしてあげてください。
　もし目標が達成できなかったとしても、目標以外にできたことが絶対に１つはあるはずです。その１つは絶対に見つけてくださいね。
　また、前述したとおり、自分の目標をコース前にディレクターやブースリーダーに伝えておいて、コース後に自身の指導についてフィードバックをもらうのも効果的です。コース当日に直接フィードバックしてもらう時間がなかったり、話す機会がなかった場合には、後日にメールなどでフィードバックを依頼するのもよい方法です。
　私も、ブースリーダーをしているときに熱心な指導者から「指導のフィードバックをお願いします！」と言われたら「喜んで！」となりますので、遠慮せずに「フィードバックをもらいたい」ことをアピールしてくださいね。

 指導の目標と振り返りの記録をつける

　「目標を立て、準備をし、実践した後、振り返る」という一連のサイクルを記録に残しておきましょう。私はこれを「指導ノート」と呼んでいます。記録があれば、次のコースに参加する前に、前回できていたこと、できていなかったことがわかります。前回の振り返り時に、次の課題にしようと考えていたことを思い出せるでしょう。
　受講者にフィードバックをするように、自分へのポジティブフィードバックとコンストラクティブフィードバックも記録しておきましょう。もちろん、ディレクターやブースリーダー、ほかの指導者からのフィードバックだったり、「上手だな」と思った指導方法を記録しておくのもいいですよ。p.87〜88に指導ノートの例を示しますので、参考にしてください。

このような記録の繰り返しと見直しで、指導者としてのスキルが伸び、さらには指導者としての自信が確立できます。ノートが1冊埋まる頃には、指導者としてのバックボーン(背骨)がド太くなっているはずです。

　実際、指導者デビューのときは自己紹介しかできなかったのに、数年でほかの地域からも称賛される指導力を身につけたある指導者も、この指導ノートをつけていました。そのノートの中身を見せてもらったときには、上達するわけだと感心しました。ただ、私のフィードバックが一言一句すべて書いてあったのには、若干引きましたが(笑)。

目標を立てるとき注意したい4つのこと

　指導者としての目標の立て方について、もう少し考えてみましょう。
自分の目標を立てるうえで注意してほしい4つのことをまとめます。

> **指導者としての目標を立てるときのポイント**
> ▶ クリアできていない新しい目標を設定するのがベスト。
> ▶ 以前に達成できた目標をいつまでも目標にしない。
> ▶ 達成した目標をもう一度設定するなら、もう1つ、できていないことも目標として設定する。
> ▶ 3回以上達成できない目標なら、ほかの指導者に助言を求める。

　人が成長するには、自分の実力を超える目標の設定が必要です。にもかかわらず、10回以上の指導経験がある中堅インストラクターや認定インストラクターが「明確に目標を提示して、それに沿ったフィードバックをする」という目標を掲げているのを結構な頻度で見かけます。

　確かに非常に大事な目標ではあるのですが、これは指導初心者に適した目標であって、中堅インストラクターにとってはハードルが低いのではないでしょうか。ましてや認定インストラクターでこの目標だと、「実は、あまり指導できないんだろうか」と疑ってしまいます。

コースへの指導参加が5回以上になったら、「明確な目標提示と目標に沿ったフィードバック」はできて当然。そろそろその目標からは卒業すべきです。毎回できることだけを目標にして「できた！　できた！」と喜んでいては、自己満足感は得られても、指導スキルは成長しません。

常に、自分ができないと感じていることや、前回の指導の振り返りであがった課題を目標として設定し、指導の実力を上げていきましょう。どうしても目標を達成できないことが続く場合には、より経験のある指導者や実力のある指導者にアドバイスを仰ぐのも一手です。

この章のまとめ

☑ 指導者として成長するために、コース前に指導の目標を立て、目標に沿って準備をし、コース後には目標を達成できたか振り返る。

☑ 目標や振り返り、達成できたこと、次回に向けての課題などを記載する「指導ノート」を作る。

☑ いつまでも同じ目標を設定せず、できないこと、できなかったことを目標に含める。

```
                                        年　月　日
                                第　回　三重ACLS
                   開催場所：


今回の目標

    ・

    ・


今回のコースでできた点

    ・

    ・

    ・


今回のコースでできなかった点

    ・

    ・

    ・


次回のコースに向けた改善点や課題

    ・

    ・

    ・


今回のコース後にもらったFeedback

    ・

    ・

    ・
```

指導ノートのテンプレート

2019年12月16日
第124回　三重ACLS
開催場所：○○大学病院

今回の目標

- 時間管理
- 話しすぎない

今回のコースでできた点

- 決められた時間内に指導を終えた
- BLSの時間は自分が話す時間を減らせた

今回のコースでできなかった点
- 気道管理では導入で話し過ぎた

次回のコースに向けた改善点や課題
- 受講者への意識付けは大事だが、ダラダラ
  と話すのは良くない
- 導入を短くまとめる

今回のコース後にもらったFeedback
- 受講者の実技時間を長くしたのは良かった
- Feedbackの長さは適切だった
- 導入は要点を簡潔に伝えるべき

指導ノートの記載例

第3部 | まとめ

　第3部では、第2部・入門編で述べたことが当たり前にできるように
なった頃にぶち当たる壁と、その解決方法を中心にまとめました。

　コース中であれば、シナリオに関する指導が悩みの種になることが多い
ですし、コース前後にどう準備して、どう振り返ったらよいかわからない
という声もよく耳にします。

　シナリオに関する指導としては、シナリオ中の進め方や介入、シナリオ
後のフィードバックや質問対応に関するスキルに重点を置きました。また、
事前準備や時間管理、自分自身の目標設定とその振り返りといった、コー
ス外の時間を指導者としてどのように過ごすかについても焦点を当てまし
た。

　これらのことを意識しながら、指導者としてコースに参加するたびに自
分の目標を立てて振り返ることは、指導力のレベルアップに非常に有効で
す。ぜひ、6章で述べた「指導ノート」をつけてみてください。周りの指導
者から「素敵！」と思われる日が、きっと近づくことでしょう。

コラム 4

事前準備あっての成長

　これまで、三重 ACLS に参加してくれたさまざまな指導者の事前準備を見てきましたが、「ここまでやるんだぁ」と驚愕した実例を紹介します。

　コース 1 週間ほど前に会ったときに「今週末のコースの指導が不安です」という指導者がいたので、「どうやって事前準備をしているの？」と聞いてみました。すると、差し出された数枚の紙。そこには、鉛筆で書き込まれた文字がびっしりと。

　「おはようございます。このステーションを担当する〇〇〇〇です。今からモニター・電気ショックのスキルを習得していきます。〜〜〜〜」

から始まり、最後は、

　「何か質問はありますか？　では、これでこのステーションを終わります。おつかれさまでした」

と締めてありました。

　最初から最後まで、自分が話すセリフがすべて書いてあったのです。「さすがに最初の挨拶や自己紹介は書かなくてもいいんじゃないの？」と突っ込んだら、ものすごい剣幕で言い返されました。

　「緊張していると頭が真っ白になるから、本番と同じように全部のセリフを書いて、時間を計ってリハーサルするんです。だから絶対に必要なんです！」

　何とか成長したいと考える、指導者としての執念を感じました。

　このリハーサル、誰を相手にやっているのか聞いてみると、自分の子どもを受講者に、ぬいぐるみをシミュレータに見立ててやっていますとのこと。ちなみに、自分は全然セリフが覚えられないのに、子どもは 2 回もやればすぐ覚えてしまう、と言っていました。指導者として成長する親よりも速く、心肺蘇生の内容を覚えていく子ども。将来の期待値は高そうです。

　本人の名誉のために書きますが、この指導者は、今ではとても優秀な指導者として他県の ICLS コースに呼ばれるまでに成長しています。

第4部

番外編

指導者として
やってはならないこと、
やったほうがよいこと

　第4部では、私の指導者人生のなかから自身の経験・体験や見てきたことまで含めて、指導者としてやってはならないこと、やったほうがよいことについてお話しします。

　コースの根幹にかかわるスキルではありませんので、私自身も無意識にやっていたり、完全に意識はしていなかったりという内容です。この第4部で紹介するようなことをすでに意識できているという方はきっと、受講者想いの優れた指導者でしょう。

　そんなところまで意識するのか、と思われる方もいるかもしれませんが、「魂は細部に宿る」とも言います。優れた指導者を目指すあなたは、こんな細かいところにまで配慮してみてください。

第4部 番外編

1章 指導者として やってはならないこと

コースで指導するときに、ついやっちゃっていませんか？

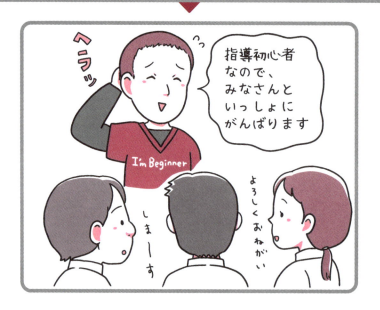

① 指導者がやりがちな3つの過ち

　初心者からベテランまで、指導者がついついやってしまう過ちを3つ示します。多くのコースでディレクターやブースリーダーをしてきましたが、これらの言動をしてしまう指導者は本当に多いです。
　かくいう私も、それぞれ少なくとも一度はやらかしていますが、今では意識してこれらの言動を避けるようにしています。

> **指導者がやりがちな過ち**
> - 指導者が受講者の限界を設定する。
> - 自分の経験や学んできたことばかりを語りまくる。
> - 自己紹介で指導初心者アピールをする。

では、私の体験も踏まえて、それぞれ詳しくみていきましょう。

 受講者の限界を設定しない

　受講者が1日のコースを通じてどこまで習得できるかは、神のみぞ知る、です。にもかかわらず、指導者が「今回の受講者なら、この辺りで十分だろう」という先入観をもつと、その段階まで習得できた時点で指導にどこか満足感や諦め感が出てしまいます。

　私も過去に、「今日の受講者は習得がなかなか進まないし、予習もあまりしてきてない様子だな。アルゴリズムの習得が精いっぱいかもしれないな」と、若干諦め気味に指導したことがありました。ところが、そのコースをたまたま見学に来ていた私の師匠の師匠のS先生が受講者に何やら声をかけただけで、見違えるように受講者の動きがよくなったのです。そのときS先生が何を言ったかは教えてもらえませんでしたが、たった二言、三言だったのは記憶しています。おそらく、受講者に「君たちはもっとできる、自分たちを信じなさい」というようなポジティブフィードバックをしたのでしょう。

　そしてS先生は私たち指導者に対しても、「指導内容が悪いわけじゃない。しかし、受講者の限界を指導者が決めて指導しては、受講者の成長が限定されてしまう。指導者は受講者の限界を決めるべきではない！」と言われました。これを前後に、このときのコースの受講者の到達度は見違えるように上がり、アルゴリズムの習得が精いっぱいどころか、ICLSコースの最終目標までクリアしました。

このときの経験から、ほかの指導者が目標を下げることを提案するようなコースの状況でも、私は受講者の潜在能力を信じて限界を設定しないようにしました。実際、「目標を下げてよかった」と思いながらコースを終えたことは記憶にありません。
　指導者は、例えばこちらが提示する目標を次々とクリアしていく優秀な受講者であれば、それに満足せず、完璧といえる域まで到達させることを目標に指導をしましょう。一方で、一般的なレベルの目標をなかなかクリアできないような受講者でも簡単に諦めず、その受講者の潜在能力が最大限発揮されることを信じ、成長できる指導を心がけ、より高いレベルへ押し上げていくのが指導者としての役割です。

自分の経験談や予習してきたことばかりを語らない

　端的に言えば、喋りすぎ、です。
　初心者のうちは人前で話すことに苦労する方もいますが、その期間を乗り切ると、今度は喋りすぎになる人が多いです。
　自分が経験してきたこと、予習してきたこと、学んできたことをできるだけ多く受講者に伝えたいと思うのは当然かもしれません。それをすべて伝えようとするために、知らず知らずのうちに喋りすぎるのです。
　みなさん、思い出してみてください。自分が受講する立場だったときのことを。一度にたくさんのことを教えられても、消化不良になりませんでしたか？　あなたがもっているICLSの知識や技術は、どれだけの期間やコース参加を重ねて習得したことですか？　たった1回、数時間のコースで、指導者から語りまくられて習得したわけではないはずです。
　目の前にいる受講者のほとんどは、初めてICLSコースに参加している人です。その緊張と不安のなかで、指導者であるあなたが話す内容のすべてを記憶し、習得することはできません。限られたコースの時間のなかで、座学だけでなくシミュレーションによる実践が取り入れられているのも、少しでも効率よく知識や技術を習得してもらうためです。指導者自身の経

験談も時にはわかりやすい例として有効ですが、あまりそればかりになると指導内容から逸脱していきます。

　受講者は、あなたの独演会を聞きに来ているわけではないんです！

　すべてをじっくり説明してから実技に移っていく指導者をたくさん見てきました。しかし、"百聞は一見に如かず"ならぬ、"百聞は一実技に如かず"です。

　あなたが知っていること、予習してきたことすべてを話すのではなく、受講者に習得させたいことをしっかり押さえた話を展開し、それを実技につなげることを意識しましょう。コースで指導すべき・習得すべき内容は、第2部4章で述べたとおりコンセンサスや指導要綱などに明記されていますので、事前準備で確認してください。

　喋りすぎず、かといって喋らなさすぎず、過不足なく良い塩梅って難しいですよね。

自己紹介で指導初心者アピールをしない

　指導者の自己紹介で、「初心者なので、受講者のみなさんと一緒に勉強するつもりでがんばります！」とか、「久しぶりの指導者参加なので、学びなおしたいと思います！」と言う人がいます。

　一見、受講者に寄り添って学んでくれる素敵な指導者に感じますが、全然素敵ではありません。個人的にはむしろ失礼だと思っています。

　お金をもらう側（指導者）なのに、お金を払う側（受講者）と同じように学ぶ、これから指導を学びなおすと言われたら、受講者はどう思うでしょうか？　「指導があまり上手じゃない人に当たっちゃったな」と残念な気持ちになるかもしれません。ほかの指導者、ディレクターやブースリーダーの目線で考えても、私であれば、こういう自己紹介をする指導者はそれだけで「指導に自信がない人なんだな」と評価してしまいます。

　大半のコースでは受講者が受講料を支払っています。受講料を支払っていなかったとしても、貴重な時間を割いてでも習得したいことがあるから

こそ、コースを受講しに来てくれているわけです。指導者には、それに見合う指導を提供するように努める責務があります。

　実際、三重 ACLS で受講料が高いと言われたこともありますが、むしろそれに見合うだけの指導をしているというプライドをもって、これまで受講料を下げたことはありません。ちなみに、「高かろう、良かろう」と考えて、受講料が安く会場も近いコースではなく、わざわざ遠方の三重 ACLS を選んでくれた受講者もいました。

　受講者に寄り添う姿勢はもちろん大事ですが、自己紹介から自分を下げるのはある種の"逃げ道"です。指導においては指導者として一線を画して、受講者がコースのために割いたお金と時間に見合う指導ができるようにしましょう！

この章のまとめ

☑ 指導者が受講者の限界を設定してはならない。

☑ 自分の経験や学んできたことばかりを語りまくってはならない＝コースはあなたの独演会ではない。

☑ 自己紹介で自分を下げて、指導者としての逃げ道を作らない。

MEMO

第4部 番外編
2章 実践したら指導がうまくいくようになったこと

休憩時間に指導者同士で盛り上がっていませんか？

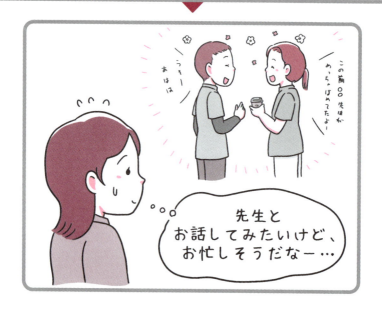

① 指導者として悩んだ過去

「受講者のためにがんばっているのに、なぜかうまくいかない」
「隣の指導者ばかり受講者から気さくに話しかけられている」
「自分が指導しているときは雰囲気が暗くなる(気がする)」

　これらは、実を言うと過去の私が悩んだことです。コースが終わってからもモヤモヤして、へこんでいることも多々ありました。

指導内容には大差ない（ように自分では思っている）のに、なぜか受講者の興味がなさそうに見えたり、質問が出なかったり、議論が盛り上がらなかったりしていました。

上手に指導を進める指導者と、自分の違いは何だろうか？

これを意識しながら観察した結果、わかったことが3つありました。この3つのことを実践するようになったら、明らかに受講者の反応がよくなったのです。

> **指導をより上手に進める3つのコツ**
> ▶ 笑顔で指導する。
> ▶ 休憩時間に受講者とコミュニケーションを取る。
> ▶ 適度なユーモア（笑い）を提供する。

では、この3つを具体的にみていきましょう。

 笑顔で指導する

あなたが受講者だったとして、笑顔の指導者としかめ面の指導者がいたら、どちらが質問しやすいですか？

大半の人は、笑顔の指導者と答えるでしょう。

指導者として受講者の前に立つと、緊張から顔がこわばって笑顔が消えちゃうんですよね。指導に余裕がないから笑顔になれない、なんてこともあるかもしれません。また、ICLSのような講習会は真面目な顔してやらなきゃ、という誤解もよくあります。off-the-job trainingですから、多少の笑顔は指導者にも受講者にもあっていい、と考えています。

とはいえ、受講者からどんどん笑って、というのはなかなか難しいでしょうから、指導者から積極的に笑顔で接しましょう。

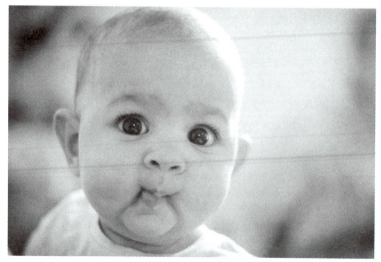

(画像は Unsplash より)

この写真を見て、思わずほほえんでしまったあなた！
そんな笑顔で受講者と接しましょう。
指導中は笑顔を絶やさない。これ、大事です！

 **休憩時間に受講者と
コミュニケーションを取る**

　休憩時間には、次のステーションの準備が終わったら、積極的に受講者とコミュニケーションを取りましょう。
　とくに公募のコースでは、受講者同士も顔見知りではない場合がほとんどです。院内のコースでも、所属部署などが異なると意外に接点は少ないものです。休憩時間に指導者から積極的にコミュニケーションを取りにいくことで、受講者同士の会話もしやすくなり、指導中の質問も出やすくなります。私が実際にどのようにコミュニケーションを取っているか、紹介しましょう。
　コースの休憩時間は何回かあると思うので、1日を通して受講者全員と話ができるようにします。ただし、お昼の長い休憩時間のときはあえて話

しかけず、受講者が午後に備えてしっかり昼食をとったり、休憩できるように配慮しています。

もとから知り合いの受講者であれば、「なんでうちの ICLS コースを受けに来てくれたんですか？」とか「誰かから勧められましたか？」と質問します。一方、面識のない受講者であれば共感をもってもらえるように、相手の話のなかから共通点を探します。「〇〇病院の△△科なら、だれだれ先生がいますよね」などです。

また、受講者が「どういう理由で受講しに来たか？」とか、「どういうことを身につけたいか？」とか、「何を学びに来ているか？」とか、背景やニーズを知るのは指導にも役立ちますので、コミュニケーションを取るなかで積極的に尋ねるようにしています。

受講者は誰しも、「〜〜ができるようになりたい」といった欲求やニーズをもっています。その欲求やニーズの裏側には、自己の必要性のほか、他者からの要求が隠れていることもあります。

例えば、院内で心停止急変事例が発生したときに、自分はまったく動けなかった。だから心停止の対応を学ぶ必要がある、と自分自身で考えた受講者であれば、自己の必要性からコースを受講しています。かたや、同様の状況でも、「上司が組織で対応する必要があると考え、『まずはあなたに学んできてほしい。そして学んできたことを職場で共有して対応できる体系づくりをしてほしい』と言われた」というような大人の事情（他者からの要求）でコースに来ている受講者もいます。もちろん、このような 2 つの理由が混在している場合も考えられます。

受講者の欲求やニーズを満たす目標を設定するためにも、コミュニケーションを通じて相手の背景を確認するのは有用な手段の 1 つです。

指導者同士で休憩時間に盛り上がるのも悪くはないですが、あまりに盛り上がっていると、受講者と指導者の間に少し溝があるように感じさせてしまうこともあります。指導者同士の交流はコース前後にするとして、休憩時間は積極的に受講者と接しましょう。自分に興味をもってくれる人を拒絶する人は少ないはずです。

適度なユーモア(笑い)を提供する

　指導者に笑顔が必要なように、受講者にも笑顔は必要です。
　前述したとおり、シミュレーション教育や研修は off-the-job training なので、厳しさばかりではなく、楽しさも必要だと思います。「楽しい環境だから身につく、楽しく勉強したからもっと学びたい」そんな気持ちにさせるのも、素敵な指導者の役割の1つではないでしょうか？
　ただし、笑い・笑顔といっても、お笑いを観劇しているような大爆笑ではなく、クスッとするくらいの笑いがよいでしょう。大爆笑までいってしまうと笑いに意識がいきすぎて、コースの内容よりも笑わせたネタが頭に残ってしまう可能性があります。
　ユーモアが教育に与える影響と効果については研究が進んでいて、すでに成果が証明されています(参考：ジェニファー・アーカー著「ユーモアは最強の武器である」)。ユーモアは、受講者のストレスや不安を減らします。笑いを誘うユーモアによって受講者はリラックスし、学習に集中しやすくなります。さらにユーモアは、お互いのコミュニケーション能力を向上させます。すなわち、ユーモアを交えた学習では、受講者も積極的に意見を述べたり、指導者の話に共感しやすくなるのです。
　例として、実際に私がコースで使っているユーモアをあげておきます。

これであなたも人気指導者!? 三重ACLS流ギャグ

- ▶ 挿管はそう簡単じゃない。
- ▶ パッドはパッと貼る。
- ▶ 開眼がない、といっても岐阜県や長野県のことじゃないですよ。
- ▶ (受講者に質問を投げかけて返答がないときに) 反応がない、そんなときは除細動器と救急カートを持ってきてもらいますよ。

　このようなギャグを使うかはともかくとして、受講者も指導者もみんながほほえましく勉強できる環境を作ってあげてください。

ここで1つ、注意事項があります。

「同じギャグを一言一句間違えずに言ったのにウケない！」というクレームは受けつけません。ウケなかったとき、それはあなたのギャグを言う技量の問題かもしれないからです。いや、ほぼ全例そうです。ギャグのウケ具合には、間の取り方やタイミング、言い方など、さまざまな要因が関与します。ギャグで笑いが取れるように、腕を磨いてください。

 大事なのは「受講者に意識を向ける」こと

私が過去に指導で苦しんだときに実践してみたらうまくいくようになった3つのことを紹介しました。これらには共通していることがあります。

そう。「受講者に意識を向ける」ことです。

指導に苦しんでいたときは、受講者に意識が向いていませんでした。自分自身や、経験の浅いほかの指導者にばかり意識が向いていました。自分やほかの指導者に厳しい目を向けているうちに、受講者に対しても厳しい表情になり、話し方も厳しくなっていったのでしょう。受講者もその雰囲気を感じ取って、質問しづらかったのだと思います。

3つの内容はそれぞれ、受講者が親しみやすくなるように、受講者が話しかけやすくなるように、受講者が楽しく学べるように、と受講者に意識が向いたものです。

ICLSコースの指導者として過ごす1日は、受講者に常に意識を向ける1日にしましょう。

この章のまとめ

☑ 指導者は、常に受講者に意識を向ける。
☑ 受講者に意識を向けるために、笑顔、コミュニケーション、ユーモアを活用する。
☑ ユーモアの技量を磨いておくと大きな武器になる。

第4部 | まとめ

　第4部では、私の経験から導き出した、指導者がやってはならないこと、やったほうがよいことを紹介しました。

　レベルの高い指導者は、思いがけない点にまで着目し、受講者にしっかり意識を向けて、コースで指導する1日を過ごしています。ここで紹介した以外にも指導者としてやってはならないこと、やったほうがよいことはあると思いますので、あなたの周りにいる「あの人、うまいなぁ」と思う指導者がやっていないこと、やっていることをよく観察して、自分との違いを考えてみてください。

　そして、指導者としてコースに参加するからには、指導のプロフェッショナルとして、プライドをもって、指導にあたってほしいと思います。

コラム 5

緊張の対処法

　指導初心者のなかには、コース前日にすごく緊張する方もいらっしゃるのではないでしょうか。とある指導者は、「コース1週間前から緊張で眠れぬ日々を送っています」と言っていました。

　かくいう私は、200回以上の指導経験がありますが、コース前にまったく緊張しないかというと、そんなことはありません。どんなコースであっても少なからず緊張していますし、第1部で述べたとおり、JMECCのディレクター実技試験前や、第101回の三重ACLSで初めてディレクターを務めたときは、人生でも5本の指に入るほど緊張しました。

　「どうしたら緊張せずにコースに臨めますか？」という質問を多くいただきますが、緊張せずにコースに臨むのは不可能です。どんな人でも緊張します。では、その緊張にどのように対処したらよいのでしょうか？

　答えは、緊張をコントロールする術を身につけることです。

　緊張をネガティブなものとしてとらえると不安が大きくなり、恐れを感じることになるでしょう。一方、緊張をポジティブにとらえることができれば、挑戦する意欲が湧き、高揚感を覚えるでしょう。そして、集中できるようにアドレナリンが出ているとすら感じられるかもしれません。

　私の場合は、コースが始まる前、一緒に指導する人にあえて「あぁ、緊張するなぁ」と言うことで緊張をコントロールしています。「まったく緊張してないでしょ。全然そんな風に見えませんよ」と返してくれる人がほとんどですが、いえ、本当に緊張しています。私にとってこのやり取りこそが、緊張をポジティブにとらえ、集中するルーティンの一つになっているのかもしれません。あなたも、自分自身の緊張をコントロールする術を見つけてみてください。緊張は決してネガティブなものではなく、とらえ方次第でポジティブなものにも変えられるのです。

※参考文献
- ジェームズ・クリアー（著）、牛原眞弓（訳）：ジェームズ・クリアー式 複利で伸びる1つの習慣、パンローリング、2019.

MEMO

第5部
仕上げ編

ここまでできたら
一人前

　第5部は、いよいよ一人前の指導者になるための仕上げです。

　ここまでこの本を読んできたあなたは間違いなく、一人前の指導者目前です。

　そして、第5部で述べることを実践できるようになったら、名実ともに一人前の指導者といえます。認定インストラクターにふさわしい実力を身につけていることでしょう。

　そのためには、コースに必要不可欠な資器材の管理、受講者に持ち帰ってほしい内容を効果的に伝える方法、受講者に効率よく習得させるためのシナリオ作成法について学ぶ必要があります。

　指導者として必要なスキルを、さらにブラッシュアップしていきましょう。

第5部 仕上げ編

1章 資器材の管理

資器材の取り扱い、ちゃんとできますか？

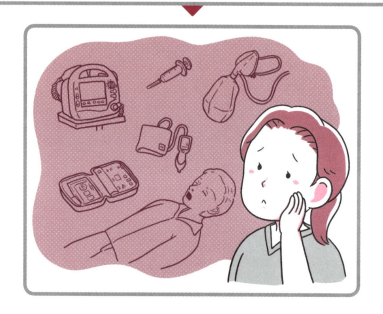

  資器材管理に必要なこと

　シミュレーション教育に資器材は必要不可欠です。これは ICLS コースでも同様です。まさか、自分の心臓を止めて心停止患者役をやる、なんてことはできませんよね。したがって、指導者は全員、コースで使用する資器材を適切に管理できる必要があります。

　資器材管理に必要なことは、①準備と配置、②操作、③トラブルシューティング、④片付けです。少し退屈な内容だなぁと思ったあなた、指導者として適切に資器材を扱えるかどうかは大事です。プロ野球選手は、自分

のバットやグローブ、その他の野球道具、さらには球場などの施設を大切に扱うという話はよく聞きますよね。あなたもプロの指導者として、自分が使う資器材や会場を大切に扱いましょう。修理費用や買い替え費用が高額になることもありますから。

 資器材の準備と配置

　資器材の準備と配置で大事なのは、「片づけ」と「導線」を意識することです。配置は、その日の会場の広さやコンセントの位置に大きく左右されることを知っておきましょう。指導者が実技中に邪魔にならず、受講者が自由に動けるように資器材を配置することも重要です。

（1）準　備
　準備と配置は並行して行う場合がほとんどですが、まずは準備の話をしていきます。まず、やみくもに資器材を出して準備すると、片づけの際に困ることになります。コース終了後は原状復帰する（もとの状態に戻す）のが一般常識です。準備前の資器材の収まり具合や部屋のレイアウトをスマホなどで写真に撮っておくなどして、原状復帰できるようにしてから準備を始めましょう。

　施設によってはチェックシートで資器材を管理していることもあるので、そのような場合は配置前に必ず、チェックシートで資器材が揃っているかを確認します。この時点で破損や欠品があれば責任者に報告します。報告しておかないと、いつなくなったのか、いつ壊れたのかがわからなくなってしまうからです。また、その日のコース内容に影響が出る可能性もあるので、必ず責任者や施設のスタッフに報告しましょう。

　資器材が揃っているかチェックしたら、機器の動作が正常か確認します。例えば、BLS用のシミュレータでは換気で胸郭が挙上するか、AEDの作動に問題はないか、除細動器の充電・放電はできるか、など使用するすべての機器の動作を確認しましょう。

（2）配置

図7に、ICLS コースで使用する主な資器材を示します。あなたなら、これらをどのように配置しますか？

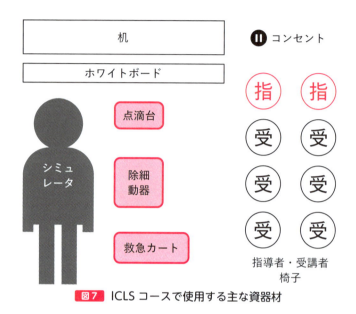

図7 ICLS コースで使用する主な資器材

　私が考えるこれらの資器材の配置例を示す前に、配置の考え方についてお話ししましょう。

　資器材配置で意識することは2つ。①指導するのに適しているか、②実際の現場に即しているか、です。

　指導するのに適した配置としては、資器材のコードが受講者の動きを邪魔しないことと、指導者が受講者を観察・評価するときに資器材が邪魔にならないこと、これらを両立できるように考えます。つまり、「導線」と「評価のしやすさ」を考えるわけです。

　とくに電子機器を使う場合にはコンセントと電源コードが必須で、会場のコンセントの位置によって機器やコードの位置が自ずと決定します。受講者も指導者もブース内を動き回りますから、なるべくその邪魔をしないように、コードにつまずきにくいように配置するのがよいでしょう。

また、除細動器や救急カートは、臨床現場で実際に置いてある位置や使用する位置を思い浮かべると、現場に即した配置になるでしょう。
　「評価のしやすさ」については配置例を見ながら考えてみます（**図8**）。

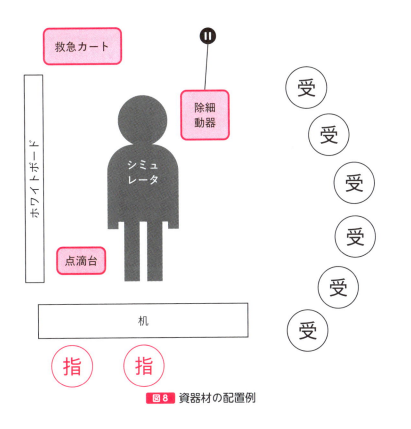

図8 資器材の配置例

　まず、気道管理を担当する受講者の評価をするために、指導者が使用する机はシミュレータ（模擬患者）の足側に置きます。これを頭側にしてしまうと、指導者からは気道管理を担当する受講者の背中しか見えません。
　実技後にフィードバックをするときは、自分たちの行動を客観的に振り返るため、ホワイトボードを使用するでしょう。とすると、受講者が座っている正面にホワイトボードがあったほうがいいですよね。そして、シミュレータを挟んでホワイトボードを見るようにすると、常にシミュレータが視界に入るので、場面場面を想定しやすくなります。

加えて、シミュレータを挟んだところに指導者が立つことで、指導者と受講者との距離が十分に確保できます。これにより自然と、フィードバック時に特定の受講者の近くに立ってしまい1対1になるのを回避できるというメリットもあります。

> **資器材配置で意識しているポイント**
> ▶ 気道管理をしている受講者を観察・評価できるように、シミュレータの足側に指導者が座る。
> ▶ フィードバック時にホワイトボードで記録が見られるように受講者の椅子を配置する。
> ▶ 除細動器は電源コードをなるべく短く、シミュレータの頭側・左側に置く。
> ▶ シミュレータが常に受講者の視界に入るようにして、患者のことを意識させる。
> ▶ シミュレータを挟んだところに指導者が立つと、フィードバックしやすい位置になる。

　以上の点を踏まえて、できるかぎり「導線」と「評価のしやすさ」に配慮したのが先ほどの配置例です。もちろん、この配置が唯一無二の理想形というわけではありません。実際の会場の広さや条件、資器材の数や種類を考慮して、自分の考えも加えて配置してみてください。

シミュレータの基本操作

　ICLSでは、ほぼすべてのコースで心停止患者役をシミュレータに担ってもらっていると思います。
　執筆時点での一番人気は、Laerdal社のレサシアン シミュレータではないでしょうか。レサシアン シミュレータのユーザーガイド(2016日本語版)によると、「レサシアン シミュレータは、基礎的な医療行為や中級

レベルの救命処置トレーニングに合致するようデザインされたリアルなマネキンです。CPR、除細動、バイタルサイン確認および気道管理手技のトレーニングに対応します」とあります。ICLS に適したシミュレータの１つです。SimPad で患者の設定ができますし、CPR のパフォーマンス評価もできちゃう優れものです。

　異なる種類のシミュレータを使用している施設もあると思いますが、どのシミュレータを使っていても言えることは、自分たちが使用する資器材の基本操作はできるようにしておく、ということです。慣れも必要ですので、先輩指導者についてもらいながら積極的に操作していきましょう。

　取扱説明書を読むのも大事ですが、全部読むのはなかなか大変ですよね。そこで最低限、シミュレータの以下の操作や設定はできるように事前に確認しておきましょう。

> **シミュレータの操作、できるようにしておこう**
>
> ▶ 電源コードをつなぐ。
> ▶ 電源を ON/OFF する。
> ▶ 心電図波形を変更する。
> ▶ 気道の閉塞 / 解除を設定する。
> ▶ 脈拍の触知可能 / 不能を設定する。

　シミュレータには、電源コードをつないだまま使用するものと、充電式でコードを外すことができるものがあります。いずれにしても電源に接続する必要はありますから、コードのつなぎ方は知っておきましょう。

　また、電源の ON/OFF を知っておくべき理由は、強制終了や誤った電源の切り方をすると、機器の故障の原因となる可能性があるからです。

　心電図波形の変更、気道の閉塞 / 解除、脈拍の触知可能 / 不能の設定は、コース中のシナリオで使用します。これらの操作ができなければ指導者としてシナリオ設定ができませんから、必ずできるようにしておきましょう。

5

仕上げ編①

トラブルシューティング

シナリオ中に機器が停止した。
受講者の実技中に資器材が破損した。
指導者が説明で使おうと思ったら、資器材が不足していた。
このようなトラブルに見舞われることは少なくありません。資器材に関してよく起こるトラブル、予想されるトラブルへの対処法は、事前に考えておきましょう。

シミュレータのトラブルはよく起こるものの1つです。再起動で解消されることも多いですが、再起動にはある程度の時間を要するので、どうやって間をもたせるか、を考えておくと慌てずにすみます。シミュレータが使えない数分間で受講者に何をさせるか、考えておきましょう。

資器材の破損や不足に関しては、予備を用意しておきましょう。とくに消耗品はできるかぎり多めに用意しておくのが理想です。例えば、気管挿管チューブ、除細動器・AEDのパッド、注射器、バッグ・バルブ・マスク、AED、延長コード、電池などです。また、コース当日の開始前にはそれらの予備がどこに置いてあるかも確認しておいてください。破損や不足が生じたときにすぐに交換できるようにするためです。

 ## 片づけ

資器材の片づけでは、原状復帰が何よりも重要です。コースの終了後、原状復帰ができていない、資器材の破損や紛失が多い、といったことがあると、次回以降の会場使用許可にもかかわりかねません。

チェックシートがある場合は、それを用いて資器材が揃っているかを確認しながら片づけましょう。チェックシートがない場合は、チェックシートを作ることを勧めます。三重ACLSでもチェックシートがなかった時代は小さい資器材がよく紛失していましたし、コース当日に資器材が足り

ていないことに気づいて慌てる場面もありました。ですから、準備と同じく片づけの際も、資器材の破損や紛失に気づいたら、必ず責任者に報告してください。

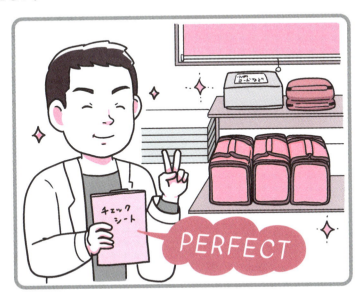

この章のまとめ

- ☑ 指導者は資器材の準備、操作、片づけを適切に行えなければならない。
- ☑ 資器材の準備をするときは、片づけのときのことも考える。
- ☑ よくあるトラブルの対処法をあらかじめ考えておく。
- ☑ 片づけでは、原状復帰が何よりも重要である。

第5部 仕上げ編

2章 伝えたいことを効果的に伝える

伝えたいこと、相手にちゃんと伝わっていますか？

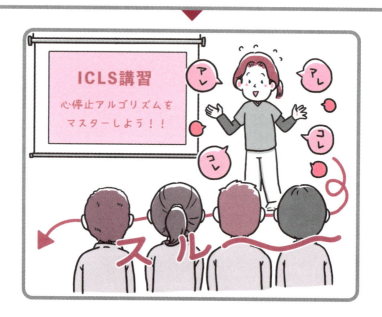

① 効果的に物事を伝える技法

　自分が伝えたいことを確実に伝えるためには、言葉のキャッチボールが大事です。自分が話したいことだけを話しても、相手に伝わるかどうかはわかりません。いや、むしろ伝わらないでしょう。第4部1章でも触れましたが、自分が予習してきたこと、習得していることをたくさん話して「全部伝えきったぜ！」と指導者は満足感たっぷりだけど、事後アンケートで受講者の満足度は低いなんてことも、あるかもしれません。

指導内容を伝えられているかどうかは、伝えられた側(受講者)の理解度がそのまま、伝えた側(指導者)の評価になります。「指導者の満足度≠受講者の満足度」です。指導者自身は納得がいく指導をしたとしても、受講者が習得できていないと感じれば満足度は低いものとなります。

　ですから指導者は、受講者に伝えたいことをしっかり伝えるための効果的な方法を身につけましょう。効果的に伝えるために私が意識していることは、以下の5つです。

効果的に伝えるために意識すること
- ▶ 起承転結やPREP法を意識する。
- ▶ 相手の背景を確認する。
- ▶ 相手の理解度を確認しながら進める。
- ▶ 双方向性と参加体験型を多用する。
- ▶ 非言語コミュニケーションも用いる。

 起承転結を意識した伝え方

伝えるときの一連の流れとして「起承転結」を意識しましょう。

「起承転結」を意識しよう
- ▶ 挨拶・自己紹介
- ▶ 相手の背景を確認
- ▶ 導入
- ▶ 内容（本論）
- ▶ 質疑応答・まとめ

　この5つを分類すると、1つ目〜3つ目が「起」、4つ目が「承」と「転」、5つ目が「結」になります。

当然のことですが、話を始めるときはまず挨拶や自己紹介をしましょう。次に、相手の背景（立場や理解度、相手の知りたいことなど）を把握するためにいくつか質問をします。これらがすんだら、話の本論へとつなげるための導入をしていきます。

導入では、今から「何について」伝えるのかを明確にします。ここが一番のポイントです。そして、その説明を一通り行います。説明が終わったら、相手の理解度を探るため、質問がないか、理解できたかを尋ねます。最後にもう一度「何について」伝えたかをダメ押しして終了です。

「起」の導入と「結」のまとめで同じ内容を伝えるのが、最重要ポイントです。

では、この起承転結を意識した伝え方を、AEDに関する説明を例にして、具体的に説明していきましょう。

（1）挨拶・自己紹介

「こんにちは、伊藤貴康と申します」や「おはようございます。○○病院××科の伊藤貴康です」などですね。

自己紹介をすることの意義は、どんな人が説明してくれるのか相手に伝わること、権威性や信頼性を担保できることです。

（2）相手の背景を確認

受講者に「AEDを知っていますか？」「AEDを使ったことありますか？」といった質問を投げかけます。

AEDはよく知っているし、何回も使ったことがあるという受講者なら、ほかにAEDについて知りたいことがあるかをこのタイミングで聞いてみてもよいでしょう。AEDは知っているけど、トレーニングで1回、2回触っただけの受講者なら、このあとの本論でAEDの使い方をイチから確認するのもありですよね。

相手の職業や経験年数を考慮することも一手です。同じ医師でも、1年目の研修医と10年目の救急科専門医では、ニーズや伝えるべき内容のレベルが異なるのは当然です。

（3）導　入

　「今から AED の使い方についてお話しします」「今日は AED の歴史についてお伝えします」などです。

　今から何を伝えるのか、を明確にすると、伝えられる側は（今から AED の使い方を教えてくれるのか）とか（AED の歴史なんて考えたこともなかったな、面白そう）と思いながら聞くことができます。

　しょっぱなに、「何を伝えるのか」は必ず明確にしましょう。

　でも、なんで「AED についてお話しします」じゃないの？　って思った人いませんか？　そう思ったあなたは、普段の指導でも「〇〇についてお話しします」の〇〇で網羅的な単語を使っているのかもしれません。

　ICLS コースでは、非常に短い、限られた時間しか指導者に与えられていません。実技も含めて10分間しか持ち時間がなければ、とても AED についてすべてを伝えることはできませんよね。もし１時間の持ち時間があれば、「今日は AED について、歴史から使い方、値段、注意点まで詳しくお話しします」といった導入も可能ですが、10分間ではあり得ません。上記の例では時間設定をしていませんでしたが、大きな話題であいまいにするのではなく、「AED の使い方」や「AED の歴史」のように話題を限定したほうが、限られた時間のなかでも受講者に伝えたいことが明確に伝わります。

（4）内容（本論）

　ここでは「AED の使い方」を例に、具体的な説明を示します。

　「AED は手元に届いたら、必ず最初に電源を入れます」

　「電源を入れたら、患者の胸にパッドを貼ります。位置がわからないときはパッドの表面を見ると絵で描いてあることが多いです」

　「次にコネクターを本体に差し込みます」

　「差し込むと解析が始まるので、みんな患者から離れます。このとき、『離れてください！』と大きな声をかけるとさらによいでしょう」

　「電気ショックが必要なら、AED が音声で教えてくれますので、その指示に従います」

「電気ショックをするときは、必ず安全確認をしてください。自分を含め、患者以外の人が患者に触れていないことを目で見て、声に出して確認します」

「安全確認ができたら、電気ショックを実行します」

「電気ショック後は速やかに胸骨圧迫と人工呼吸を再開しましょう。パッドは貼ったままにしておきます」

実際には、持ち時間や受講者の理解度に合わせて、もっと詳細に説明したり、簡略化するなど調整しましょう。

(5) 質疑応答・まとめ

「ここまででわからなかったことはありますか？」「何か質問はありますか？」と問いかけることで、受講者の理解度を確認します。

質問があれば回答し、なければまとめに移ります。

そして、「以上、AEDの使い方についてお話ししました」「AEDの使い方、理解してもらえましたね」といったように、何を伝えたのか、最後にもう一度ダメ押しして終わります。

 PREP法を用いた伝え方

WikipediaによるとPREP法とは「主にビジネスシーンで用いられる文章構成方法であり、簡潔かつ説得力のある文章を作成する際に用いられる」とされています。このPREP法も効果的な伝え方の一つで、以下の頭文字をとったものです

PREP法

- ▶ P = Point（結論）
- ▶ R = Reason（理由）
- ▶ E = Example（事例、具体例）
- ▶ P = Point（結論を繰り返す）

最初に結論を伝え、次にその理由を説明し、事例で理由を補強し、最後に結論を再度提示します。ICLS コースの指導では、受講者の理解度や習得度を把握できている場合に PREP 法を用いると効果的です。

　前述と同様に、「AED の使い方」を今度は PREP 法を用いて伝えてみましょう。

（1）P = Point（結論）

　「今から AED の使い方を学んでもらいます」

　「AED を使用する際には、迅速に使うこと、安全に使うことを意識しましょう」

（2）R = Reason（理由）

　「AED は一部の心停止患者で心拍を再開させるのに、早く使えば使うほど有効だから迅速に使いたいのです」

　「AED は電気ショックにより心拍再開を促しますが、裏を返せば心臓に電気を流すことで健常な人の心臓を止めてしまう可能性もあります」

　「だから、間違って患者以外の人に電気が流れないように安全に使用することも非常に大事です」

（3）E = Example（事例、具体例）

　「実際にあった例で AED の使い方をお伝えします」

　「少し古い話になりますが、2005年に開催された愛・地球博の会場で、医学生たちの目の前で 1 人の男性が倒れました」

　「心停止状態でしたが、会場内に設置されていた AED を使って心拍再開、搬送された病院を退院して社会復帰できた事例があります」

　「目の前で倒れた人に対して、会場内に多数 AED が設置されていたこと、迅速に電気ショックできたことが 1 人の命を救いました」

　「AED を使ったのが医学生で、トレーニングを積んでおり、安全に使用できたこともよかった事例になります」

（4）P = Point（結論を繰り返す）

「AED は迅速かつ安全に使いましょう」
「AED の使い方についてでした」

AED を使うときは「迅速」と「安全」が大事なんだって伝わりましたか？

 相手の理解度を確認しながら進める

　前述したとおり、指導者の評価＝受講者の理解度ですから、コース中にも受講者の理解度は必ず確認してください。話の途中や話し終えたときに、どの程度相手が理解しているかを確認するようにしましょう。
　具体的には、「ここまでのところ、わかりましたか？」「最後に質問はありますか？」といった言葉をかけます。受講者が十分に理解できていないようであれば、どこが理解できていないか探り、もう一度伝えましょう。

 双方向性と参加体験型を多用する

　くどいようですが、あなたが一方的に喋りつづけても相手に効果的に伝わるかはわかりません。冒頭でも述べたとおり、自分が伝えたいことを確実に伝えるには、言葉のキャッチボールが大事です。伝える側が一方的に喋りつづけるのではなく、相手の表情を見たり、理解度を確認する問いかけを挟みながら話しましょう。
　受講者が怪訝そうな顔で「質問はないです」と言っていたり、首をかしげながら聞いていたら、きっとあなたの話は伝わっていません。話の途中で考え込むようなしぐさをしたら、いったん話をやめて、「ここまで大丈夫ですか？」と確認してください。こちらから尋ねることで初めて、受講者が「実は…」となる場合も少なくありません。

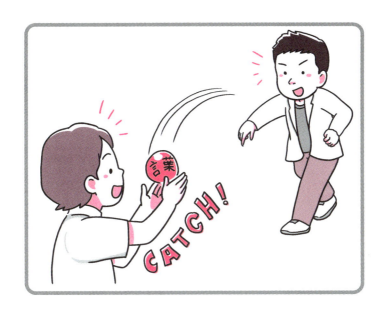

　また、伝えるというと「話して伝える」ことばかりを考えがちですが、伝える方法はそれだけに限られません。言語以外のコミュニケーション、すなわち非言語コミュニケーションもあります。非言語コミュニケーションを用いれば、相手の五感（視覚、聴覚、触覚、嗅覚、味覚）すべてに訴えかけることができます。

　例えば、レモンの味を伝えるには、言葉で説明するよりも実際に味わってもらうほうが明確に伝わりますよね。前述した例の「AEDの使い方」も、口で説明するだけよりも、実際にAEDを使ってもらうほうがよく伝わります。

　ICLSコースでも、指導者がただ口で説明するだけでなく、受講者が1回やってみて正しい方法に修正する・補足する、すなわち参加体験型の学習を取り入れることで、より効果的に伝わる場面が多いということは覚えておきましょう。

効果的な伝え方のトレーニング

　効果的な伝え方を実践するには、やはりアウトプットが必要です。日常生活のなかでも、アウトプットのトレーニングをしていきましょう。

> **日常生活でできる、伝え方のトレーニング**
> ▶「つまり一言でいうと……」と考える癖をつける。
> ▶日用品の説明をする。
> ▶聞き手が見ていない写真の説明をする。

(1)「つまり一言でいうと……」と考える癖をつける

　このトレーニングは、あれも伝えたい、これも伝えたいとたくさんの情報を喋ってしまう人におすすめです。日常会話で何かを説明したり、伝えたいことがあるときに、最初の一言目を、「つまり一言でいうと……」の「……」の部分から話しはじめます。

　日本語は、まず前振りがあって、結論が最後までわからないようにできている言語です。そのため、話すのが長い人は、前振りがものすごーく長いのです。

　起承転結でもPREP法でも、話を効果的に伝えるには"最初に話題≒結論をもってくる"ことを強調しました。これを実践できるように、話しはじめるときは常に心のなかで(一言でいうと)とつぶやいてから端的に結論を伝えるようにしましょう。結論を伝える文章も、やたら接続詞を使って長くしてはいけません。短ければ短いほどよいです。

(2) 日用品の説明をする

　これは2人で行うトレーニングです。

　鉛筆でも消しゴムでも何でもよいので、2分間で相手に日用品の説明をします。説明が終わったら、その日用品を相手に見えないようにして、話し手は聞き手に伝えたかったことを、聞き手は話し手から伝わったことを

紙に書きます。互いにその紙を見せて、話し手が伝えたかったことと聞き手に伝わったことが一致していれば、効果的な伝え方ができています。

　前述したテクニックを駆使して説明してみましょう。2分間という短い時間なので、その日用品のすべてを説明するのではなく、例えば鉛筆なら「用途」や「種類」など、説明のテーマを限定するのがポイントです。

（3）聞き手が見ていない写真の説明をする

　2人以上で行うトレーニングで、「日用品の説明をする」の難易度を上げたものです。例えば、話し手に江戸城の写真を見せます。話し手は「江戸城」「江戸」「城」といった直接的な言葉を使わずに、聞き手に江戸城の説明をします。聞き手は話し手の話が終わったら、何の説明だったかを答えます。答えが合っていれば、うまく伝わっている証拠になります。さらに、話し手が話した時間が短いほど、使った言葉が少ないほど、効果的な伝え方をしていることになります。

　このトレーニングは、臨床現場でも活きてきます。例えば、患者の状態を把握している担当医から、患者を診ていない同僚にどんな患者か伝えて想定してもらわないといけない状況はよくありますよね。そんなとき、このトレーニングを積んでおけば、話し手はたとえそのとき患者が目の前にいなくてもその状態を的確に伝えること、聞き手はその説明から状態を的確に想定することにつながるはずです。

この章のまとめ

- ☑ 効果的に伝えるには、起承転結やPREP法を用いる。
- ☑ 相手の背景や理解度を確認しながら話をする。
- ☑ 双方向性、参加体験型、非言語コミュニケーションも活用する。
- ☑ トレーニングを積むことで効果的に伝える技術は身につく。

MEMO

コラム 6

用語は正しく！

　伝えたいことを効果的に伝えるためには、前提条件があります。それは、用語を正しく用いることです。

　指導者には、正確な用語を使用する義務があります。たとえ受講者が「心臓マッサージ」とか「心マ」と言っていても、それにつられてはいけません。指導者は『胸骨圧迫』と正しく言うべきです。ほかにも、「気管内挿管」は『気管挿管』と、「エピネフリン」「ボスミン」は『アドレナリン』と言うべきです。

　また、「エイシス（Asys）」や「胸圧」と用語を省略する人もいますが、指導者なら『エイシストリー（Asystole)』『胸骨圧迫』と言うべきです。「きょうあつ」と言う指導者がいたら、私はこう答えます。「今日はそんなに暑くないですよ」

　そして、何といっても多いのが「DC」です。よく使われる表現ですが、ほとんどの方は、なぜ電気的除細動のことを「DC」と言うのかを知らないのではないでしょうか？

　昔は、除細動器から流れる電流は単相性電流で直流、つまり“Direct Current”でした。この略が“DC”で、そこから電気的除細動を「DC」と言うようになったのです。しかし、現在の除細動器は二相性電流で交流、“Alternating Current”です。もはや DC の除細動器は絶滅しそうなのに、医療界には「DC ＝電気的除細動」という表現が根強くはびこっているのです。

　三重 ACLS では、DC 撲滅委員会を設置しています。あなたも指導者として、『電気的除細動』もしくは『電気ショック』と正しい用語を使いましょう。

　「DC」と言えば、カードか歯科医院（Dental Clinic）ではないですか？

第5部　仕上げ編

3章　シナリオ作成のコツ

適切なシナリオ、作れていますか？

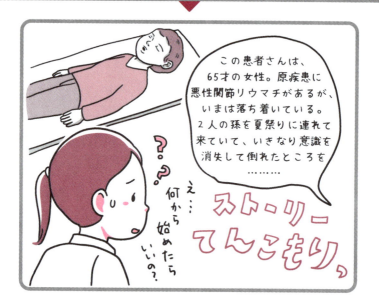

 シナリオとは

あなたが思い浮かべる「シナリオ」とは何ですか？
そして、シナリオを作るときどんなことを意識していますか？
シミュレーション教育でいう「シナリオ」とは、以下の性質を備えているべきものだと考えています。

- 受講者が学ぶために必要である。
- より現実的な場面を思い浮かべることができる。
- いくつかの段階を踏むために作られる。

- 個々の学習の要素を盛り込む。
- 受講者自身の行動によって学びを促す。

つまり、受講者がすべてのシナリオを終えたとき、指導者が習得させたいこと(受講者が身につけるべきこと)を受講者に習得させるための状況設定が、シナリオです。

シナリオがどんなものかイメージがついたところで、まずシナリオ作成の失敗例をみていきましょう。

 ## シナリオ作成でやりがちな4つの失敗

シナリオ作成でやりがちな失敗
- ▶掲げる目標のタイミングが適切ではない。
- ▶目標が多すぎる（3つ以上）。
- ▶状況設定が複雑すぎる。
- ▶現実にあり得ない設定。

（1）掲げる目標のタイミングが適切ではない

例えば、VFのシナリオの目標として「安全で迅速な電気ショックを目標にシナリオをやりましょう」と示したとします。これは果たして、適切なタイミングの目標でしょうか？

ICLSコースにおいて「安全かつ迅速な電気ショック」は確かに受講者が習得すべき重要な項目ですが、これはむしろシナリオに入る前の段階、モニター・除細動ステーションの段階で掲示すべき目標です。シナリオでこの目標を設定するということは、「モニター・除細動ステーションの段階で習得させるべき項目を習得させることができなかった」と指導者が宣言しているようなものです。

このように、提示する目標には適切なタイミングがあることも、シナリオの作成時に意識してください。

（2）目標が多すぎる

　受講者に多くのことを習得させたいからといって、シナリオの目標を3つも4つも提示するのは避けましょう。

　目標が多いと覚えきれず、いざシナリオに入るときにはさっき言われた（はずの）目標たちが受講者の頭からすっぽり抜け落ちていきます。一方で、指導者側も大変です。自分で提示した目標だけれども、シナリオ中に観察すべき点が増えて、フィードバックすべき項目も多くなり、長くなってしまいます。その結果、受講者はただシナリオをこなしただけで得るものが少ない（もしくはまったくない）という事態が起こり得ます。

　こういった事態に陥らないように、このシナリオでこれも習得してほしい、あれも習得してほしいと心のなかでは思っても、優先順位をつけて目標は2つまでに絞りましょう。とくにステーションの最初のほうに行う1シナリオ目、2シナリオ目までは無理をせず、受講者が1つの目標に集中できるようにします。

　「アルゴリズムを習得しつつ、チーム医療を意識して、換気不良にも対処しましょう」っていきなり1つ目のシナリオで目標にされたら、キツイでしょ？

（3）状況設定が複雑すぎる

　実際の臨床に即したシナリオ設定にすればするほど、やたら併存疾患が多くなったり、患者の背景が盛りだくさんになりがちです。例えば、波形が2回変わって、気管挿管させて、心停止の原因もすぐにわからないような盛りに盛った設定では、そのシナリオで何をやらせて、何を習得させたいのか、受講者はもちろん、指導者自身もわからなくなってしまうと思いませんか？

　実臨床に近づけることも大事ですが、それよりも重視してほしいのはコースの目標を達成させること。なので、シナリオはシンプルにして、受講者にとっては習得すべき内容がわかりやすい、指導者にとってはそれを観察しやすい状況を設定するようにしましょう。

130

（4）現実的にあり得ない設定

　検査値が実際にはあり得ない数値だったり、一般的には起こり得ない経過を含むシナリオも散見されます。実際に自分が経験したなかで頻度の高い状況をシナリオの設定に選択してください。また、準備段階でそのシナリオが現実的にあり得る設定かどうかを調べたり、ほかの指導者に相談するようにしましょう。

　とくに即興でシナリオを提供しなければならない場合には、自分が精通している状況設定のシナリオにすることが重要です。精通していないシナリオでは、受講者から検査結果や身体所見を聞かれたときに、即座に反応できない、現実的な回答ができないリスクがあるからです。

 シナリオに盛り込むべき4つの要素

　これらの失敗例を踏まえて、シナリオに盛り込むべきポイントを考えてみましょう。シナリオ作成の要素は以下の4つ、先ほどの失敗例を逆にして考えるとわかりやすいと思います。

シナリオ作成の4つの要素
- ▶ 受講者に習得させたいこと
- ▶ 積み上げ式
- ▶ シンプル（複雑すぎない）
- ▶ 現実的な設定

（1）受講者に習得させたいこと

　第2部の入門編で述べたとおり、それぞれのシナリオでの目標設定は必須です。即座にシナリオを考える場合でも、事前にシナリオを準備していく場合でも、「そのシナリオで受講者に何を習得させたいのか？」を考えてください。あなたが担当するシナリオで受講者に習得させることは、その日のコースで習得すべき項目全体のなかでどの部分に相当するのかを考え

ると、目標を設定しやすいでしょう。

　そして、目標設定で意識すべきなのが、失敗例で言及した"そのタイミングで設定するのが妥当な目標か"です。

　例えば、VF/Pulseless VT ステーションの1シナリオ目であれば、短めにして、まずはシナリオを実践することに慣れてもらいつつ、前のステーションの復習を兼ねてもよいでしょう。しかし、5シナリオ目でも前のステーションの復習ばかりしていては前に進めません。その段階では受講者もシナリオの実践に慣れてきますし、ステーション終盤なので長めにして、それまでの目標をこなしつつ、新たな課題を目標として設定するのがよいでしょう。

（2）積み上げ式

　積み上げ式というのは、階段を1段ずつ上らせて、最終的に目標とする到達点まで上らせる、というイメージです。1つのシナリオにいくつも目標を詰め込むのではなく、徐々に難易度を上げていったほうが受講者の理解が進みやすいのは、何となくわかるのではないでしょうか。

　ステーション単位でみても、あるいはコース全体でみても、すべてのシナリオが終了したときに全体の目標を達成できるのが理想形です。というよりむしろ、全体の目標が達成できていなければなりません。そのためにあなたは指導者として存在しています。

（3）シンプル（複雑すぎない）

　シナリオ中に対応すべき点をいくつも詰め込みすぎないほうがよいでしょう。失敗例でも取り上げたとおり、あれもこれも詰め込もうとしてシナリオが複雑になりすぎると、受講者がどこから対応してよいか戸惑ってしまうことがあります。

　自分が受講者だったときのことを思い出して、そんな複雑なシナリオに対応できたかどうか、考えてみてください。今のあなたじゃないですよ。初めてICLSを受講したときのあなたです。もし、「できない」と思ったなら、そのシナリオは複雑すぎて不適切なのです。

(4) 現実的な設定

　シナリオは、実際の臨床現場に即した設定や、誰もが想定できる設定にしましょう。そのほうが受講者もシナリオに没入しやすくなります。

　私は、ICLS 指導者デビュー間もない頃に、こんなシナリオを提供して大失敗しました。医学生時代の学生 ACLS では面白おかしく学ぶために非現実的なシナリオを用いていたので、そのノリで提供したシナリオです（第 1 部参照）。

　「大人になったの○太くんがタケコプターで空高く、高く、それはもういつもより高く飛び上がったところ、急に意識を失い落下してきて倒れました。始めてください」

　上空で酸素濃度が下がり、低酸素血症で心停止になった、という想定のシナリオですが、当然、現実にはあり得ませんよね。22世紀になったらこのシナリオも現実的になるかもしれませんが。

　ということで、こういう妄想のシナリオは日々現場にいる医療従事者に提供してはいけません。若気の至りでごめんなさい。お許しください。

 シナリオの実例

　説明だけじゃわかりにくい、初心者の私がいきなりシナリオを作るなんて無理、という声も聞こえてきそうですので、VF/Pulseless VT ステーションのシナリオ例をあげてみます。これらは実際に三重 ACLS で使っているものです。

　VF/Pulseless VT ステーションの目標は、「目撃のある VF/Pulseless VT に対し、最初の10分間を対応できる」ことです。シナリオを通じてこれを達成させるために、まず目標を 3 つに分割します。①質の高い CPR を維持する、② VF/Pulseless VT のアルゴリズムを習得する、③チーム医療を実践する、です。これらを 6 つのシナリオにちりばめて学習させます。シナリオの長さは徐々に長くなり、難易度も徐々に上がるように設定します。

【シナリオ 1】
　　目標：BLS の復習。
　　シナリオ：VF →電気ショック→ CPR →心拍再開。

【シナリオ 2】
　　目標：アルゴリズムの習得。
　　シナリオ：VF →電気ショック→ CPR → VF →電気ショック→ CPR ＋
アドレナリン→心拍再開。

【シナリオ 3】
　　目標：薬剤の投与タイミングを考える。
　　シナリオ：Pulseless VT →電気ショック→ CPR → Pulseless VT →電
気ショック→ CPR ＋アドレナリン→心拍再開。

【シナリオ 4】
　　目標：換気不良の場合の対処(チーム医療)。
　　シナリオ：VF →電気ショック→ CPR (両側気道閉塞とする)→ VF →電
気ショック→ CPR ＋アドレナリン→心拍再開(エアウエイ挿入時点で気道
閉塞を解除する)。

【シナリオ 5】
　　目標：抗不整脈薬投与を考える。
　　シナリオ：VF →電気ショック→ CPR → VF →電気ショック→ CPR ＋
アドレナリン→ VF → CPR ＋アミオダロン→心拍再開。

【シナリオ 6】
　　目標：気管挿管が必要な場合の対処。
　　シナリオ：VF →電気ショック→ CPR (両側気道閉塞とする)→ VF →電
気ショック→ CPR ＋アドレナリン→心拍再開(自発呼吸再開なし、エアウ
エイ挿入しても気道閉塞のままで、気管挿管後に気道開通させる)。

三重 ACLS ではこのようなシナリオを用いることが多いですが、絶対にこのとおりに進めているわけでありません。例えば、2 シナリオ目の終了時にアルゴリズム習得が不十分と判断したら、3 シナリオ目でもアルゴリズム習得を課題として残しつつ、アドレナリンの投与量やタイミングも目標にするなど、臨機応変に設定しています。受講者の習得度が芳しくなくてアルゴリズム習得に時間がかかるようなら、4 シナリオ目でもアルゴリズム習得を目標とすることもあり得ます。

5

仕
上
げ
編
③

この章のまとめ

☑ シナリオ作成でもっとも重要なのは、適切な目標を設定すること。

☑ シナリオを 1 つこなすごとに、コースの最終目標に 1 歩近づくシナリオにする。

☑ シナリオは、シンプルかつ現実的な設定にする。

☑ 設定が複雑になりすぎると、受講者だけでなく指導者も混乱する。

第5部 | まとめ

　まず、ここまで本書を読んだあなたはすばらしい！

　確実に、自分のことは自分でできる一人前の指導者に近づきました。

　おめでとうございます。

　ここまで読んできたことを実践できるようになれば、名実ともに一人前の指導者です。実践できているあなたをイメージしてください。

　第5部では、ICLSコースの指導で絶対必要だけど地味な部分といえる資器材の管理や、目標提示・フィードバックなどの際に重要な効果的に伝える技術、実践的教育に必要不可欠なシナリオ作成のコツを解説しました。いずれも一人前の指導者として任せてもらえるようになるために必要なスキルですから、ぜひ身につけてほしいと思います。

　そして、自分のことが自分でできる指導者になったあなたがさらに上を目指すかどうかは、あなた次第です。が、ここまでできるようになったあなたを周囲の人は放っておかないでしょう。

　最後の第6部では、さらなる高みを目指すことにした（強制的に目指すことにさせられた？）あなたに必要な内容について述べていきます。

コラム 7

成長に重要なのは、時間か？回数か？

　指導者としてプロフェッショナルになるために重要なのは、指導した時間なのか？　それとも回数なのか？　疑問に思ったことはありませんか？

　三重 ACLS の指導者養成ワークショップでは、「認定インストラクターとして100 回指導したら、ブースリーダーをやってみよう」と伝えています。これを初めて聞いたとき私は、「なぜ 10,000 時間指導したら、ではなく、100 回指導したら、なのだろう」と思った記憶があります。

　このとき「10,000 時間」が思い浮かんだのは、マルコム・グラッドウェル氏が提唱した「10,000 時間の法則」が頭にあったからです。これは、ある分野でスキルを磨いて一流となるには、10,000 時間もの練習・努力・学習が必要であるという主張でした。が、のちに誤解であると判明しています。

　本書で述べてきた指導スキルを当たり前にできるようになるには、一種の習慣形成が必要です。実は、その習慣は、単に長い時間を費やせば形成できるというものではありません。大切なのは行動する割合なのです。例えば、365 日に 1 回しか指導しない人もいれば、30 日で 2 回指導する人もいます。この割合・頻度が、習慣形成に違いをもたらします。個人的にも、短期間で高頻度に参加する指導者は、指導力の伸びが著しいと感じています。

　（ある意味ネタとしてとらえられていた）三重 ACLS の「100 回指導したらブースリーダーをやってみよう」という提案は案外、的を射ていました。100 回指導したからこそ得られる学びや視点もあるのです。

※参考文献
- マルコム・グラッドウェル（著）、勝間和代（訳）：天才！成功する人々の法則、講談社、2014.
- 橘玲（著）：シンプルで合理的な人生設計、ダイヤモンド社、2023.
- ジェームズ・クリアー（著）、牛原眞弓（訳）：ジェームズ・クリアー式 複利で伸びる 1 つの習慣、パンローリング、2019.

MEMO

第6部

上級編

マネジメント能力を磨こう

　一人前の指導者になったあなたは、自分のことだけでなく、経験の浅い指導者の面倒もみることになります。ここまでは一指導者として、自分の指導力や実務能力を磨いていれば十分でしたが、ここから先はマネジメント能力も身につける必要があります。

　ICLS コースでは、インストラクターのなかから、ブース全体を仕切る「ブースリーダー」が選ばれます。

　三重 ACLS の指導者養成ワークショップでは、「認定インストラクターとして 100 回指導したらブースリーダーをやってみよう」と提案しています（コラム 7 参照）。100 回って気が遠くなる回数だなと思ったあなた、安心してください。あなたと同じことを思った私に、師匠が放った衝撃の一言は、「1 年は 52 週あるから、盆と正月以外の毎週土日参加したら 1 年で 100 回できるやんか」です。

　話が少し逸れましたが、第 6 部ではブースリーダーの動きをイメージして話していきます。自身の指導力があればインストラクター業務はできますが、それだけではブースリーダーは務まりません。さまざまな地域で、初対面の指導者メンバーばかりでもブースリーダーを任されている私が、ブースリーダーに必要な能力の磨き方を教えます。

第6部 上級編

1章 ブースリーダーの役割

> メンバー任せのほったらかし
> ブースリーダーになっていませんか？

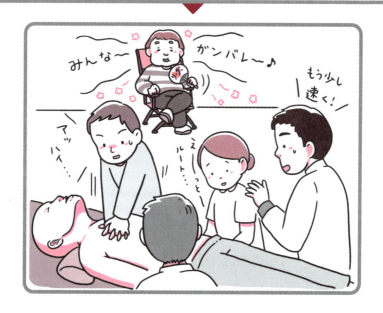

① ブースリーダーとは

　ブースリーダーと聞いて、どんな人を思い浮かべますか？
　あなたが参加してきたコースには、さまざまなブースリーダーがいたはずです。どんな形でブースリーダーを務めるかは人それぞれですが、一言でいえば「ブースのすべてを仕切る人」がブースリーダーです。ブースに配置された指導者も、受講者も、指導内容も、ブース内の環境も、すべてをマネジメントする存在なのです。

ブースリーダーには主に4つの役割があります。

> **ブースリーダーの主な役割**
> ▶ 受講者に学習の質を保証する。
> ▶ 指導者を統括する。
> ▶ 時間管理を行う。
> ▶ 学習環境に配慮する。

では、これらを細かくみていきましょう。

 ## 学習の質を保証する

　学習の質の保証は、ブースリーダーの最大の役割であり、かつ、もっとも重い責任です。繰り返しですが、ICLSコースでは、受講者に達成してもらうべき目標が存在します。その目標を達成するために、受講者が十分なスキル・知識を習得できるよう、指導内容の質・量をブースリーダーが確保しなければなりません。具体的には以下のとおりです。

- 受講者がどの順番でリーダー役を担当するか決定する。
- 受講者に適した設定のシナリオを選択する。
- 受講者の状況やレベルに合わせて、シナリオの難易度を変更する。
- 受講者の状況やレベルに合わせて、目標を再設定する。

　担当ブースの受講者の雰囲気や背景のほか、BLS、モニター、気道管理などスキル中心のステーションでの動きを見て、シナリオの状況設定を決定しましょう。これによってその日の受講者全員の習得度が大きく変わる可能性もありますので、重大な決定になります。また、コース全体の学習目標を最終的に達成できるように、適宜シナリオの難易度を変更することも重要です。

目標の再設定に関しては、受講者全員が想定以上によくできたのでより高いレベルに再設定することもあれば、平均的なレベルに到達できそうになければ最低限の目標に再設定する判断も求められます。

　もっとも重要なこととして、受講者の利益が最大になるよう配慮するのがブースリーダーの責任です。例えば、経験の浅い指導者では受講者からの質問に適切な受け答えができなかったり、指導内容が不十分だったりするかもしれません。そんなときは、ブースリーダーの出番です。ブースメンバーの指導者が答えられない質問には、ブースリーダーが代わりに回答しましょう。指導内容に不足や間違いがある場合、それに気づいて追加したり修正することもブースリーダーの役割です。

指導者を統括する

　ブースリーダーは、担当ブースに配属された指導者を統括しなければなりません。具体的には、①指導者の経験値や力量を把握して適切に仕事を割り振ることと、②経験の浅い指導者を育成することが求められます。

　当たり前のことかもしれませんが、ベテラン指導者ばかりに仕事を振っていては、経験の浅い指導者が成長しません。一方で、困っているときや進行に支障が出ているときでも経験の浅い指導者に任せっぱなしでは学習の質が保証されませんから、前述したとおり、経験の浅い指導者を最後にサポートするのはブースリーダーの役目です。

　したがってブースリーダーには、重要な局面はベテラン指導者に頼りながら、経験の浅い指導者にも経験を積ませるという絶妙なバランスを取りつつも、不測の事態には自ら対処する、きめ細やかな采配が求められています。

　時には、指導者同士が全員初対面でブースを運営しなければならないこともあるかもしれません。その場合はいったん指導経験から推測して仕事を割り振らざるを得ませんが、ブースリーダーはコースの序盤で指導者全員の指導方法や指導力を確認しましょう。そして適宜、仕事の割り振りを

修正していきます。もちろん、初対面ではなくても久しぶりに指導で一緒する場合には、指導力の再確認が必要となることがあります。

この場合の注意点として、ブースリーダーは最初のステーション（おそらくBLSでしょうが）でプレイヤーになってはいけません。ブースリーダー自身はマネージャーに徹して直接指導には携わらず、ほかの指導者の指導の様子をじっとうかがうのです。これで各指導者の力量が確認できれば、その後の割り振りや、自分がサポートしなければならない指導者がはっきりするはずです。

時間管理を行う

ブースメンバーの指導者が自分で適切に時間管理できれば問題ないのですが、ついつい熱くなり、時間を意識せずに指導をしてしまう人もいます。ブースリーダーは、予定時間の半分くらいで遅れていると感じたら、「少し巻きましょう」といった声かけをしましょう。

逆に、緊張のあまり早口になり、少し時間を余らせてしまう指導者もいるかもしれません。そんなときは、受講者にもう1回ずつ実技をしてもらう、シナリオを1つ追加する、あやふやと思われるところをグループディスカッションするなどを、ブースリーダーとして提案してみてください。また、「残り5分で声かけしますからね」など、声かけする時間をブースメンバーに事前に共有しておくのも大事です。

このように、時間内に指導が終わるように管理することは、ブースリーダーの責任です。

学習環境に配慮する

受講者が快適に学べる環境を提供することも、ブースリーダーの役割です。もっとも大切なのは、受講者が発言しやすい雰囲気づくりです。「間

違えたら怒られそう」「こんな発言したらやばそう」と受講者が感じるようでは心理的安全性（学習者が質問や発言を自由にでき、失敗をしても責められない環境）が担保されておらず、快適に学べる環境とはいえません。

　物理的な環境要因としては、部屋の明るさや気温、換気状況、感染防護具の配置場所、ソーシャルディスタンスなどがあげられます。また、具合の悪そうな受講者がいないかにも注意が必要です。

　さらに、待機している指導者の態度にも気をつける必要があります。居眠りやおしゃべりをしている、スマートフォンばかり見ているといった行動が受講者の視野に入ると、学習意欲を削いでしまいます。

　これらの要素に注意を払い、不快な環境が学習の妨げにならないようにしましょう。

　ブースリーダーはブース内のすべてのことに責任をもつ重大な役割であることがわかったでしょうか？　指導者も受講者も育ててこそ、すばらしいブースリーダーです。ブース全体を管理するため、1秒たりとも気が抜けない、実はそんな存在なのです。誰ですか？　ブースリーダーは采配だけして楽ちんな役割だなぁ、って思ってる人は。

この章のまとめ

☑ ブースリーダーはブースのすべてを仕切る指導者である。

☑ ブースリーダーは責任をもって、自分のブース内の指導者、受講者、
　指導内容、時間管理、学習環境をマネジメントする。

☑ ブースリーダーが受講者に対して学習の質を保証する。

☑ ブースリーダーは指導者の成長も促す。

MEMO

第6部 上級編

2章 指導者への介入

> 自分のブースの指導者に、適切に介入していますか？

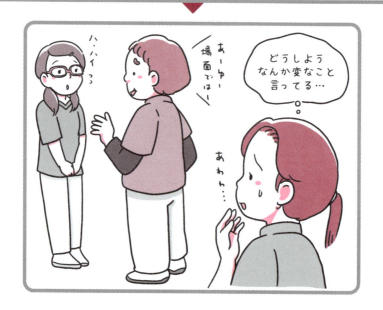

① なぜ、指導者への介入が必要になるのか？

　自分だけではすべての指導をこなせない指導者に対しては、ブースリーダーや経験豊富な指導者からの介入が欠かせません。
　なぜならば、教育の場でもっとも優先されるべきは、「学習者の利益」だからです。ICLSコースでもっとも優先されるのは受講者の利益、すなわち受講者の目標達成です。
　一人前でない指導者だけでなく、時として経験豊富な指導者でも受講者の導き方を誤ることがあります。目標と違う方向に進んでいるなと感じた

ら、遠慮なく、間髪入れず介入できる力が、ブースリーダーやディレクターには求められます。
　難しいのは、常に介入すればよいというわけでもない、という点です。介入して自分が指導するのは簡単ですが、介入された指導者にとっては指導の機会、すなわち成長の機会が失われているともいえます。かといって、沈黙が長い、間違ったことを伝えている、意味のない"フィードバックもどき"の話が延々と続いている、といった場合は、受講者の不利益につながりますから看過してはいけません。
　適切な介入はものすごく難しいですが、ブースリーダーやディレクターにとって必要不可欠な技術なのです。

 介入が苦手なのはあなただけじゃない

　実を言うと、私もかつては、ほかの指導者に介入することを非常に苦手としていました。
　「せっかく準備して張り切って指導しているのに、横から口を出すのは申し訳ない」
　「自分より早い時期からICLSに参加している先輩指導者に介入するのは気が引ける」
　「職場では先輩にあたる人に介入なんてとんでもない」
　そんな気持ちでした。また、コース中に「あ、そこはそうじゃない！」と思っても、介入するかどうか悩んでいるうちに流れていったことも数多くありました。
　ですので、あなたが介入は苦手だと思っていても、まったく不思議ではありませんし、共感できます。一方で、ブースリーダーやディレクターを目指す指導者は、何とかこれを克服しなければなりません。
　私の場合は、師匠たちの荒療治と成功体験で克服することができたのですが、その話は第1部を参照してください。

介入すべきケースの例

　ほかの指導者への介入の必要性や重要性は理解できても、実際に介入するポイントがわからないという方も多いと思います。よくある介入すべきケースを、具体的にみていきましょう。

（1）介入すべきケース：BLS
　胸骨圧迫では約5cmの深さが求められます。にもかかわらず、4cmしか押せていない受講者に対して「いいですよ！　しっかり押せていますね！」と容認してしまう指導者が、残念ながら多数いらっしゃいます。
　このようなケースでは、ブースリーダーやディレクターによる介入が必須です。コースで指導者のお墨付きをもらったからと、その受講者が実際の臨床現場で浅い胸骨圧迫をしつづけたらどうなるか、想像してみてください。その日のコースの受講者の不利益のみならず、患者の不利益にもつながってしまいます。ですから、このようなケースでは即介入です。
　具体的な介入方法としては、周りの受講者に「本当に5cm以上押せているか、評価してください」と指示したり、実践している受講者に「あと5mm押して！」と具体的にフィードバックするのがよいでしょう。
　ほかにも、胸骨圧迫の手の位置がずれている、バッグ・バルブ・マスクの保持の仕方がやりにくそうといった状況は、BLSで指導者がスルーしやすいので注意が必要です。
　ちなみに、三重ACLSでは「5cm以上、6cm未満」の胸骨圧迫を推奨しています。

（2）介入すべきケース：シナリオ
　シナリオ中に介入する頻度が高いケースを3つ紹介します。

【シナリオ前に目標提示をしていない】
　プレゼンターの指導者が目標を受講者に伝えずに、状況設定のみ伝えて

シナリオを始めようとしていたら、直前でもいったんストップさせて、指導者に目標提示をやり直させましょう。もしくは、あらかじめシナリオの目標を共有できていれば、ブースリーダー自ら「このシナリオは〇〇を目標にやってください」と補足しても構いません。

【提示した目標の内容と違うことをフィードバックしている】

　このようなケースでは、ひとまず担当指導者に自由にフィードバックさせましょう。そのうえで、最終的にも提示した目標に対するフィードバックがされなければ、介入します。

　例えば、「ところで、提示した目標は〇〇でしたが、これに関してはできましたか？」などと受講者に追加で質問します。目標が掲示されたのに指導者からフィードバックがまったくなかったら、「最初に言っていたシナリオの目標って何だったの？」と受講者は困惑しますよね。

【指導者自身が何を言っているのかわからなくなっている】

　フィードバックで、目標に触れるでもなく、最初から最後まで1つずつ「〇〇はできていました。××はできていませんでした。全体としての流れはよかったです。しかし〜〜」と話しつづけている…このようなときは、容赦なくカットです。もはや聞いているほうは何が言いたいのかわからず、お経を聞かされているような気分になるのではないでしょうか。

　担当指導者の話を遮り、シナリオとフィードバックの要点をかいつまんで自分が話します。指導の時間は限られていますので、意味のない話が続いていると判断したときはカットする非情さも、時には必要なのです。

（3）介入すべきケース：禁忌とされる行動

　受講者が禁忌とされる行動をしているのに、担当指導者が流している、見逃している場合には、即介入です。理由はBLSでの介入と同じで、放置してしまうと受講者は「これでいいんだ！」と思い込み、実際の臨床現場でも禁忌とされる行動をとってしまうかもしれません。受講者の不利益、ひいては患者の不利益につながるので、即介入しましょう。

上手な介入に必要なこと

　指導者への介入で重要なポイントは、「必要なときだけ介入して、出しゃばらず、すっと入って、すっといなくなる」ことです。

　では、適切なタイミングで、上手に介入するために必要なことは何かわかりますか？　本書をここまで読んできたあなたにはわかるはずです。

　そう！　「指導者の観察」です！

　「上手にフィードバックをするために受講者の行動を観察しましょう」と第2部3章で述べましたが、それと同様に、ブースリーダーが指導者に上手に介入するために、指導者の行動を観察しましょう。ブースメンバーの指導者は受講者の行動を重点的に観察すればOKですが、ブースリーダーは受講者だけでなく、指導者の行動も観察する必要があるのです。

　心優しい方は、「他人の指導を乗っ取るなんてとんでもない」「あとからその人に指導のフィードバックをすればいいじゃないか」と思われるかもしれません。しかし、受講者の利益を最大限にするには、指導者への介入も必要だと考えます。また、指導者の成長を促す意味で、介入は「私に乗っ取られたところは、あなたの指導で至っていない点だよ」と気づいてもらうためだと割り切ることも必要です（もちろん、介入するのは指導不足のときだと事前に伝えたり、あとでフォローを入れたりもします）。時には私自身が介入されるときもありますが、それは自分の指導が至っていなかったから、と思っています。

この章のまとめ

- ☑ ブースリーダーにとって、介入のスキルは必要不可欠である。
- ☑ 介入で指導を乗っ取るのは簡単だが、経験の浅い指導者が育ちにくい。
- ☑ 介入せずに見守るのは楽だが、受講者の不利益につながり得る。
- ☑ 適切な介入には、指導者の行動を観察することが重要である。

MEMO

第6部　上級編

3章　事前準備と事後処理

> ブースリーダーとして、指導者の育成もできていますか？

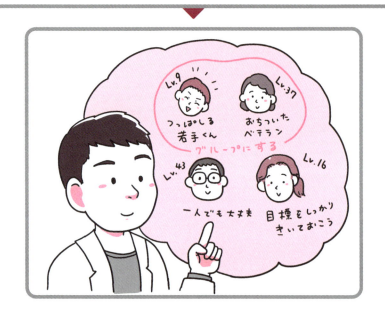

1 ブースリーダーに求められる事前準備と事後処理

　ブースリーダーは、自分の指導の準備だけすればよいわけではありません。また、コースの後も、自分の振り返りをして終わり、というわけにはいきません。コースの数日〜数週間前から数日後まで、事前準備や事後処理という非常に重要な仕事がたっぷりあります。
　具体的に何をするのかというと、自分の担当ブースの指導者に対する準備と、事後のフィードバックになります。

> **ブースリーダーの事前準備と事後処理**
>
> 《事前準備》
> ▶ ブースの担当表を作成する。
> ▶ ブースメンバーの目標についてコメントする。
> ▶ ブースメンバーが組み立てた準備の修正をする。
>
> 《事後処理》
> ▶ コース責任者に結果を報告する。
> ▶ ブースメンバーの指導についてフィードバックする。

 事前準備の実際

(1) ブースの担当表を作成する

　まずはブースの担当を決めます。ただし、メンバー全員に均等に割り当てておしまい、というわけにはいきません。指導者の経験値も指導力もさまざまだからです。

　指導経験が0～3回程度の指導者は、1つのステーション全体を任せるのではなく、フォローを入れやすいところや、ベテラン指導者とコンビでできるところを割り当てます。具体的に言うと、BLSの子ブースやVF/Pulseless VTの前半のシナリオなどは、指導初心者でも比較的担当しやすい部分でしょう。

　一方、指導経験が4回以上あって、指導の全体像がある程度つかめている指導者には、導入とまとめを含むステーション1つをすべて任せてもよいでしょう。このとき、割り当てる指導者の希望や過去の経験も加味します。例えば、前回にモニターのステーションを割り当てたけど、もう少し経験が必要だなとわかっていれば、今回も同じくモニターのステーションを担当してもらってもよいでしょう。逆に、モニターのステーションはある程度できるようになったから、今回は気道管理のステーションに変えてみようということもあります。

担当の割り当てで考慮すべきポイントは、指導力に不安がある（経験の浅い）指導者に、常に経験豊富な指導者が補助としてつくようにすることです。例えば、VF/Pulseless VT や PEA/Asystole に代表されるシナリオのステーションでは、前半に経験の浅い指導者を、後半に経験豊富な指導者を割り当てるのがよいでしょう。このようにすれば、前半のシナリオで理解度が想定より悪かったり、進行に時間がかかったとしても、後半のシナリオで経験豊富な指導者が上手に仕上げたり、終了時間をぴったり調整できる可能性が高いからです。

（2）ブースメンバーの目標についてコメントする

　ブースメンバーの目標なんて聞いたことないよ、というブースリーダーの方、多いんじゃないですか？（笑）

　そもそも目標を立てて ICLS コースに臨んだことないよ、という指導者もいるかもしれませんが、まずは指導者としての自分の目標を立ててコースに臨んでください（第３部６章参照）。

　三重 ACLS では指導者のメーリングリストを作り、指導者自身の目標を事前に共有しています。ブースリーダーは、自分のブースのメンバーがメーリングリストに目標を投稿したら、それにコメントを返します。

　例えば、指導者 A が「今回の目標は、①時間管理、②話しすぎない、とします」と投稿します。それに対して私は、「時間管理は事前のプラニングが重要です。中間地点を意識しましょう。時間が余ったらどうするかも事前に考えておきましょう。話しすぎなかった結果、時間が余りました、なんてことにならないようにしましょう」と返事をします。

　指導者自身の目標に対してワンポイントアドバイスや注意点をコメントすると、より準備がしやすくなるでしょう。目標が大雑把すぎる場合は、より具体的にしてもらうこともあります。

　メーリングリストなんて使っていないよ、という場合はコース当日の朝に、ブースリーダーからメンバーへ、「指導者としての今日の目標を教えてください。その部分は重点的にみて、コース後に私からフィードバックいたします」と伝える方法もあります。

154

（3）ブースメンバーが組み立てた準備の修正をする

　準備してきた進行案をあらかじめメーリングリストに投稿してチェックしてほしいという指導者もいます。そんなときはもちろん、「喜んで！」と返信しましょう。

　チェックをお願いされることが多いのは、シナリオステーションで実践させる予定のシナリオです。実例を交えて説明します。

　ある指導者が、PEA/Asystole の1シナリオ目の設定として「80歳代、女性。狭心症で冠動脈造影検査目的に入院、明日が検査予定の患者。夜間にいびき様呼吸をしているところを発見。反応なし。すぐに呼吸停止となり CPR 開始。初期波形は PEA。PEA → CPR、アドレナリン投与→ PEA → CPR →心拍再開。目標はアルゴリズムの習得です」と投稿してきました。

　あなたがチェックをお願いされたブースリーダーなら、これでよしとしますか？

　私の場合は、「アルゴリズムの習得が目標ですので、いびき様呼吸のように気道管理にも受講者の意識が向いてしまいそうな状況はすべて省いて、シンプルなシナリオにしましょう」とアドバイスしました。これぐらいよいのでは、と思う方もいるかもしれませんが、受講者は指導者から伝えられる情報に敏感です。あれもこれもと考えることが多いと、シナリオの目標達成は困難になります。第5部3章で述べたとおり、目標が達成できているかどうかの指標が含まれていれば、あとの状況設定はできるかぎりシンプルなほうがよいでしょう。

　このように、指導者が準備したシナリオの修正をするときには、シナリオの目標に適した構成になっているかどうか、またシナリオが現実的にあり得る設定かどうか、という2点を強く意識してアドバイスするようにしています。

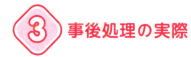# 事後処理の実際

（1）コース責任者への報告

　ブースリーダーはコース終了後に、受講者の結果や様子と、資器材や環境の不備・改善点などについて、コース責任者へ報告しましょう。

　受講者の結果に関しては、受講者に伝えるべきことを伝え、習得させるべきことを習得させることができたかを報告します。もしできていないと感じたのであれば、なぜできなかったのか、できなかった要因も付け加えましょう。

　いずれも次回のコースをさらによくするための情報になりますから、忘れずに報告しましょう。

（2）ブースメンバーの指導に対してフィードバックする

　三重ACLSでは、コース後の振り返りにもメーリングリストを活用しています。各指導者が自身の指導の振り返りを投稿したら、ブースリーダーはそれに対して返信します。

　メーリングリストを用いるのは、ブースリーダーと1人の指導者のやり取りが、ほかの指導者へのヒントやアドバイスになることもあるからです。ほかの指導者とのやり取りを共有することで、成長できる機会が増えます。ブースリーダーとある指導者のやり取りに、ほかの指導者が意見を投稿したところから、話がさらに盛り上がっていくこともありました。

　これについても具体例をみていきましょう。

　前述した、「今回の目標は、①時間管理、②話しすぎない、とします」とコースに臨んだ指導者Aの振り返りと、それに対する私からのコメントを示します。

【指導者 A の振り返り】

　今回の目標は、

　①時間管理、②話しすぎない

　として臨みました。

　まず「時間管理」に関して。

　決められた時間内に指導することができたと思います。

　次に、「話しすぎない」に関してです。

　解説をしすぎずに、実技の時間を増やしたいと思い、この目標を設定しました。

　BLS の時間では、受講者にまず実践してもらい、受講者の個別性に応じたフィードバックを On-going ですることで、自分が話す時間を減らして、実践の時間を長くできるよう意識しました。

　しかし、気道管理とシナリオの時間では、これからすることを受講者に意識づけしようとするあまり、導入の部分でダラダラと話しすぎたように感じます。

　フィードバックでも、ついダラダラと話しすぎてしまうため、シンプルで効果的なフィードバックができるようにしたいです。

　今後も積極的にコースに参加して、ほかのインストラクターの方々からよい点を吸収していこうと思います。

【私からのフィードバック（赤字部分）】

　今回の目標は、

　①時間管理、②話しすぎない

　として臨みました。

　両方とも意識して指導していました。

　まず「時間管理」に関して。

　決められた時間内に指導することができたと思います。

時間内に終了することはできていました。

　終盤バタバタしていたように見えたので、もう少し時計を見る頻度を増やすとより安定すると思います。

　自分のペースがつかめてきているこの時期に、自分の予定した時間管理と実際の時計が一致しているか確かめながら進めるとよいでしょう。

　次に、「話しすぎない」に関してです。

　解説をしすぎずに、実技の時間を増やしたいと思い、この目標を設定しました。

　BLS の時間では、受講者にまず実践してもらい、受講者の個別性に応じたフィードバックを On-going ですることで、自分が話す時間を減らして、実践の時間を長くできるよう意識しました。

　しかし、気道管理とシナリオの時間では、これからすることを受講者に意識づけしようとするあまり、導入の部分でダラダラと話しすぎたように感じます。

　フィードバックでも、ついダラダラと話しすぎてしまうため、シンプルで効果的なフィードバックができるようにしたいです。

　今後も積極的にコースに参加して、ほかのインストラクターの方々からよい点を吸収していこうと思います。

　受講者の実技の時間を増やすのはよいことです。

　シナリオの導入はまわりくどい言い方のときがあります。

　ズバッと要点を言うのがよいでしょう。

　導入に関しては、「今からは〜に注意してやりましょう」「重要な〜についてやってみましょう」など一言で始めるとさらによくなると思います。

　フィードバックはちょうどよい長さでした。

　ポジティブフィードバックとコンストラクティブフィードバックを織り交ぜて返信しています。

　この返信文で意識しているのは、ポジティブフィードバックは断定的に

書くことです。「時間内に終了することはできていました」「フィードバックはちょうどよい長さでした」が該当します。これを例えば、「時間内に終了することはできていたと思います」「フィードバックはちょうどよい長さだったと思います」としてもよいのですが、断定的なポジティブフィードバックのほうが相手の心により響きやすいのです。

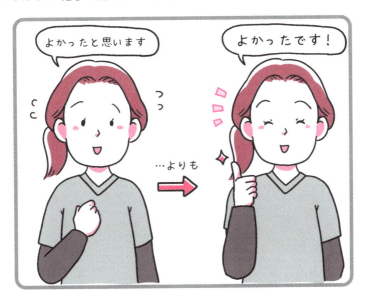

振り返りにメーリングリストを用いていない場合は、当日のコース終了後に一言ずつだけでも、担当ブースの指導者にフィードバックをしてあげましょう。私も他施設のコースに遠征したときは、指導者全員に少なくとも一言はフィードバックするようにしています。

ブースリーダーとしてここまでするメリット

ブースリーダーってここまでしなきゃいけないの？　と感じた方もいらっしゃると思います。確かにコース前から終了後まで大変な業務量ですが、このような役割を通して得られる、ブースリーダーならではのメリットもあります。

まず、指導者が悩むポイントが見える、ということです。自分も昔は悩んでいたであろうことも、できるようになるとそのときの気持ちを忘れてしまうものです。経験の浅い指導者が悩むポイントやつまずくポイントについて定期的にフィードバックすることで、どこが悩みやすい・つまずきやすい点なのか気づく（思い出す）ことができるので、段々とそれらへの対処の仕方の引き出しが増えていきます。当然、コースで指導するときに使える引き出しも増えていきます。指導者への指導を通じて、自分の指導力もさらに上がっていくのです。

　また、指導内容を文章にすることで、言語化の習慣ができます。口頭で伝えるときは表情や手ぶり、そして雰囲気で押し切れることもありますが、文章だとそうはいきません。文章で簡潔に、かつ明瞭に伝えるのは、口頭で伝えるよりも難しいものです。そして簡潔・明瞭な文章を考えて言語化するうちに、自分自身の指導に対する考えも整理されていきます。一度言語化できてしまえば、それを口頭で伝えるのはさらに容易になりますので、これまた自分の指導力の向上につながります。

　このように、巡り巡って最終的にはあなたの指導力が上がるのです。少なくとも私は、ブースリーダーとして本章で述べた役割を全うするうちに、自分の指導力が上がったと本当に実感しています。

この章のまとめ

- ☑ ブースリーダーはコース前後にやるべきことがたくさんある。
- ☑ ブースリーダーは、担当ブースの指導者の指導についてフィードバックする。
- ☑ よりよいコースを作り、優れた指導者を育成し、受講者の利益を最大化するためには、事前準備と事後処理が重要である。
- ☑ 最終的に指導力が一番磨かれるのは、ブースリーダーである。

第6部 | まとめ

　第6部では、ブースリーダーに関する内容をまとめました。

　正直、「ブースリーダーって、適当に仕事を割り振って、自分は喋らなくてすむからいいなぁ」って思っている方もいるんじゃないですか？

　もう時効でしょうから白状しますが、15年前の私も、そう思っていました。しかし、実際に自分でブースリーダーをやってみると、いかに大変な役割であるかを思い知らされました。

　もしあなたがすでにブースリーダーを経験していて、「楽だなぁ」と感じているのなら、それはすごくもったいないことをしています。ブースリーダーは、全体を見る視野や、受講者だけでなく指導者の成長を促す指導力を鍛えられる機会を与えられているからです。

　第6部で述べたことをこなせる指導力を身につければ、もはやコース当日の指導は誰にも文句を言われないレベルでしょう。そして、そこまでの指導力があれば、全国のコースから引く手あまたの指導者になっているはずです。

　となると残るはディレクターですが…本書のテーマは「一指導者としてのレベルアップ」ですので、ここまでにしておきましょう。

参考文献・資料一覧

- 改訂版 日本救急医学会 ICLS 指導者ガイドブック
  日本救急医学会 ICLS コース企画運営委員会 ICLS コース教材開発ワーキンググループ（編）／羊土社、2022 年
- 改訂第 5 版 日本救急医学会 ICLS コースガイドブック
  日本救急医学会 ICLS コース企画運営委員会 ICLS コース教材開発ワーキンググループ（編）／羊土社、2022 年
- 最高のコーチは、教えない。
  吉井理人（著）／ディスカヴァー・トゥエンティワン、2021 年
- シグナル＆ノイズ 天才データアナリストの「予測学」
  ネイト・シルバー（著）／日経 BP、2013 年
- シンプルで合理的な人生設計
  橘玲（著）／ダイヤモンド社、2023 年
- ユーモアは最強の武器である
  ジェニファー・アーカー（他著）／東洋経済新報社、2022 年
- 天才！ 成功する人々の法則
  マルコム・グラッドウェル（著）／講談社、2014 年
- ジェームズ・クリアー式 複利で伸びる 1 つの習慣
  ジェームズ・クリアー（著）／パンローリング、2019 年
- レサシアンシミュレータ 取扱説明書
  https://laerdal.com/jp/ProductDownloads.aspx?productId=122

おわりに

　さまざまな業界の一流の人が大事にしているとされる3つのことがあります。それは、①正しい方法を学ぶこと、②基本を大事にすること、③身につけた正しい方法と基本の実践を継続する（習慣化する）こと、です。

　本書の企画書を出版社に提出したのと同時期に、新たに始めたことがありました。40歳を過ぎると、体重は変わらなくても腕や脚、おなかに脂肪がつき、筋肉が減っていくのを実感します。鏡に映る姿も、なんだか洋ナシ体形に近づいているような…。そんな自分を変えるべく、筋トレを始めたのです。

　筋トレを始めるにあたって、初心者向けでベストセラーになっている筋トレ本を6冊読みました。その6冊のなかで繰り返し出てきたこと、重要といわれていることを基本として実践し、週2回の筋トレを習慣化しました。本書の発行時点で筋トレを始めてから約1年経ちますが、鏡に映る自分の体形は当時と比べ明らかに変わりました。定期的に通っているマッサージのエステティシャンにも「脂肪が減って筋肉がしなやかになっている」と褒められています（お世辞込みだと思いますが…）。

　ICLSコースでの指導も、筋トレと同じだと思っています。今の私は、筋トレを週2回しないと、毎日歯磨きをしないのと同じくらい気持ち悪く感じるようになりました。そうです。本書を読んでいただいたあなたには、受講者が習得すべき目標を明確に掲示して、その目標に応じた行動を観察して適切なフィードバックをしないと、歯磨きをしないのと同じくらい気持ち悪くなってほしいのです。

　私がICLS指導の世界に身を置くようになってから17年以上が過ぎました。本当にたくさんの指導者の方々と、ひとりのインストラクターとして、ブースリーダーとして、そしてディレクターとしてかかわってきました。そのなかで、「きっと指導の基本を教わる機会がなかったんだろう」「正しい指導方法を学んでこなかったんだろう」と、はたから見ていてもどかしい指導者にもたくさん出会いました。

　三重ACLSでディレクターを引き継いだ後、デビューから指導者とし

ての成長を見守ることになったインストラクターが1人います。彼が異動し、異動先の施設でもICLSに指導参加するようになると、三重ACLSとその異動先のICLSコースでは2つの点で大きく異なると言います。指導者同士のやり取りが圧倒的に少ないことと、ディレクターや周りの指導者からの自分の指導に対する評価やフィードバックが皆無であることです。

　彼のように、もっと指導者としてレベルアップしたい、だけどそのような環境に身を置いていない指導者が実は大勢いるのではないか、と考えたのも、本書を出版しようと決意した理由の一つです。

　私が師匠と尊敬する先生方のフィードバックの技術は、一種の職人芸。長い年月を経て身につけられたのであろう技術です。私もそんな技術を身につけたい、と思い、見よう見まねでなんとか習得してきました。しかし、今は標準化の時代です。指導する側の技術にも標準化が求められつつあります。だからこそ、自分が必死に身につけてきた技術を何とか言語化し、標準化して、より多くの人に身につけてほしい。そんな想いも、私を本書の原稿執筆そして出版に向かわせてくれました。

　それに、職人芸が引き継がれるというのは、引き継がせる側にとっても引き継ぐ側にとっても、ある種の幸運のようなものです。後継者がいなくなったときには、その職人芸そのものが喪失してしまいます。そんな損失だけは避けたかったのも本音です。

　そのような想いで作った本書が、指導力を高めたいすべてのICLS指導者にとって、道標となることを切に願います。

　本書で学んだ指導の基本を、繰り返し実践してください。実践したのちは、必ずよかった点と改善点の両方をあげて、それぞれの原因と、次回に向けた課題をまとめておきましょう。これらを繰り返していくだけで、気づいたときにはきっと、優れた指導者になっています。

　あなたの地域のICLSでは必要不可欠な存在に、そして、地域を越えて指導に招かれる存在になっていくことでしょう。

　末筆ながら、この本を完成させるにあたり、お世話になった多くの方々に御礼申し上げたいと思います。皆様の支援がなければ、この著作は実現

しなかったでしょう。心から感謝いたします。

　まず、家族に感謝の意をささげたいと思います。私が休日にコースへ出かけていくこと、そして執筆活動についても、理解を示してくれました。妻と我が子の存在が私にとっての原動力であり、この本の完成に向けて突き進む勇気を与えてくれました。

　また、ICLS指導者として駆け出しの時代から優しく、時に厳しく育ててくれた畑田剛先生。ディレクターとしての実力を身につけるため一皮むける必要があった私の壁を突破させてくれた岡庭信司先生。三重ACLSのICLS指導者養成ワークショップでご指導いただくとともに、その内容の一部を本書に掲載することを許可していただいた星野有先生、および柴山美紀根先生。各先生方に深い感謝の意を表します。私の指導者としての成長に大きな影響を与え、本書の内容にも深く関与していただきました。

　三重ACLSでディレクターとしてコースを運営するのに、惜しみなくお手伝いしてくださった植松千穂さん、杉浦朋子さんにも、心から感謝いたします。そして、三重ACLSを支えてくださった方々、ICLS（およびJMECC）を通じて私に関わってくださったすべての方々、ありがとうございます。皆様との関わりすべてのおかげで本書の執筆が進みました。

　出版に関しては、へるす出版編集部・須山彬也さんの編集力と専門的な知識は、この本を飛躍的に洗練させてくれました。的確な指摘やアドバイスが、文章を洗練し、私が読者に伝えたいことをわかりやすくするのを非常に助けてくれました。また、イラストレーターのはやしろみさんには、本書の要点を的確に汲み取ったイラストを多数作成いただきました。そのイラストは間違いなく、本書をより"読みたくなる"ものにしてくれています。

　そして最後に、読者の皆様に感謝の意を述べたいと思います。

　この本があなたの指導者人生にとって有益なものとなることを、切に願っております。

2024年9月

岐阜大学医学部附属病院

伊藤　貴康

カバー・表紙デザイン制作　　広報技術研究所
イラスト制作　　　　　　　　はやしろみ

> **JCOPY** 〈(社)出版者著作権管理機構 委託出版物〉
> 　本書の無断複写は著作権法上での例外を除き禁じられています。
> 複写される場合は,そのつど事前に,下記の許諾を得てください。
> (社)出版者著作権管理機構
> TEL.03-5244-5088　　FAX.03-5244-5089　　e-mail：info@jcopy.or.jp

---

指導がきっと楽しくなる！
ICLS指導読本
成長しつづけるためのステップアップガイド

定価（本体価格 2,500 円＋税）

2024 年 10 月 15 日　　　第 1 版第 1 刷発行

著　者　　伊藤　貴康
発行者　　長谷川　潤
発行所　　株式会社　**へるす出版**
　　　　　〒164-0001　東京都中野区中野 2-2-3
　　　　　☎(03)3384-8035(販売)　(03)3384-8155(編集)
　　　　　振替 00180-7-175971
　　　　　https://www.herusu-shuppan.co.jp
印刷所　　広研印刷株式会社

©Takayasu Ito, 2024, Printed in Japan　　　　　　　　　〈検印省略〉
落丁本，乱丁本はお取り替えいたします。
ISBN978-4-86719-101-9